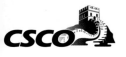

中国临床肿瘤学会（CSCO）
非小细胞肺癌诊疗指南
2023

U0287970

GUIDELINES OF CHINESE SOCIETY OF CLINICAL ONCOLOGY (CSCO)

NON-SMALL CELL LUNG CANCER

中国临床肿瘤学会指南工作委员会　组织编写

人民卫生出版社
·北京·

版权所有，侵权必究！

图书在版编目（CIP）数据

中国临床肿瘤学会（CSCO）非小细胞肺癌诊疗指南.
2023 / 中国临床肿瘤学会指南工作委员会组织编写.—
北京：人民卫生出版社，2023.4（2023.12重印）
　ISBN 978-7-117-34683-2

　Ⅰ.①中…　Ⅱ.①中…　Ⅲ.①肺癌 — 诊疗 — 指南
Ⅳ.①R734.2–62

　中国国家版本馆 CIP 数据核字（2023）第 051519 号

| 人卫智网 | **www.ipmph.com** | 医学教育、学术、考试、健康,购书智慧智能综合服务平台 |
| 人卫官网 | **www.pmph.com** | 人卫官方资讯发布平台 |

中国临床肿瘤学会（CSCO）非小细胞肺癌诊疗指南 2023
Zhongguo Linchuang Zhongliu Xuehui（CSCO）Feixiaoxibao Feiai Zhenliao Zhinan 2023

组织编写：中国临床肿瘤学会指南工作委员会
出版发行：人民卫生出版社（中继线 010-59780011）
地　　址：北京市朝阳区潘家园南里 19 号
邮　　编：100021
E - mail：pmph @ pmph.com
购书热线：010-59787592　010-59787584　010-65264830
印　　刷：三河市宏达印刷有限公司
经　　销：新华书店
开　　本：787 × 1092　1/32　印张：6.5
字　　数：174 千字
版　　次：2023 年 4 月第 1 版
印　　次：2023 年 12 月第10次印刷
标准书号：ISBN 978-7-117-34683-2
定　　价：56.00 元

打击盗版举报电话：**010-59787491**　　E-mail：**WQ @ pmph.com**
质量问题联系电话：**010-59787234**　　E-mail：**zhiliang @ pmph.com**
数字融合服务电话：**4001118166**　　　E-mail：**zengzhi @ pmph.com**

中国临床肿瘤学会指南工作委员会

中国临床肿瘤学会 （CSCO）
非小细胞肺癌诊疗指南

2023

组　　长　周彩存　王　洁　程　颖

副 组 长　王绿化　王长利　韩宝惠　张　力　卢　铀　王哲海

执笔专家组成员（以姓氏汉语拼音为序）

常建华　　中国医学科学院肿瘤医院深圳医院肿瘤内科

陈　明　　中山大学肿瘤防治中心放疗科

陈克能　　北京大学肿瘤医院胸外科

程　颖　　吉林省肿瘤医院肿瘤内科

范　云　　浙江省肿瘤医院胸内科

傅小龙　　上海交通大学附属胸科医院放疗科

高树庚　　中国医学科学院肿瘤医院胸外科

韩宝惠　　上海交通大学医学院附属胸科医院呼吸科

黄云超　　云南省肿瘤医院胸外科

焦顺昌　　中国人民解放军总医院肿瘤内科

林　劼　　昆明医科大学第二附属医院肿瘤科
林冬梅　　北京大学肿瘤医院病理科
卢　铀　　四川大学华西医院胸部肿瘤科
陆　舜　　上海交通大学医学院附属胸科医院肺部肿瘤临床医学中心
马智勇　　河南省肿瘤医院呼吸内科
潘跃银　　中国科学技术大学附属第一医院肿瘤科
束永前　　江苏省人民医院肿瘤科
宋　勇　　中国人民解放军东部战区总医院呼吸内科
宋启斌　　武汉大学人民医院肿瘤中心
陶　敏　　苏州大学附属第一医院肿瘤科
王　洁　　中国医学科学院肿瘤医院肿瘤内科
王长利　　天津医科大学肿瘤医院外科
王绿化　　中国医学科学院肿瘤医院深圳医院放射治疗科
王哲海　　山东省肿瘤医院内科

王子平　北京大学肿瘤医院胸内一科

吴一龙　广东省人民医院肺癌研究所

伍　钢　华中科技大学同济医学院附属协和医院肿瘤中心胸部肿瘤科

谢丛华　武汉大学中南医院肿瘤放化疗科

许亚萍　同济大学附属上海市肺科医院放疗科

杨　帆　北京大学人民医院胸外科

杨衿记　广东省人民医院肿瘤中心肺一科

袁双虎　山东省肿瘤医院放疗科

张　力　中山大学肿瘤防治中心内科

张兰军　中山大学肿瘤防治中心胸外科

赵路军　天津医科大学肿瘤医院放疗科

支修益　首都医科大学肺癌诊疗中心胸外科

周彩存　同济大学附属上海市肺科医院肿瘤科

周清华　四川大学华西医院肺癌中心

朱　波　中国人民解放军陆军军医大学第二附属医院（新桥医院）肿瘤科

朱广迎　中日友好医院放射肿瘤科

执笔人（以姓氏汉语拼音为序）

任胜祥　同济大学附属上海市肺科医院肿瘤科

王志杰　中国医学科学院肿瘤医院肿瘤内科

秘　书（以姓氏汉语拼音为序）

段建春　中国医学科学院肿瘤医院肿瘤内科

何雅億　同济大学附属上海市肺科医院肿瘤科

柳菁菁　吉林省肿瘤医院肿瘤内科

顾问专家组成员（以姓氏汉语拼音为序）

毕　楠　中国医学科学院肿瘤医院放疗科

仓顺东　河南省人民医院肿瘤内科

陈大卫　　山东省肿瘤医院肿瘤中心

陈东芹　　上海交通大学医学院附属仁济医院宝山分院肿瘤科

褚　倩　　华中科技大学同济医学院附属同济医院胸部肿瘤科

崔久嵬　　吉林大学第一医院肿瘤中心肿瘤科

董丽华　　吉林大学第一医院放疗科

董晓荣　　华中科技大学同济医学院附属协和医院肿瘤中心

段建春　　中国医学科学院肿瘤医院肿瘤科

方　健　　北京大学肿瘤医院胸部肿瘤内二科

方文峰　　中山大学肿瘤防治中心内科

付振明　　武汉大学人民医院肿瘤中心

郭　珺　　山东省肿瘤医院内科

郭人花　　江苏省人民医院肿瘤科

郭忠良　　同济大学附属东方医院呼吸科

何志勇　　福建省肿瘤医院胸部肿瘤内科

胡　坚　　浙江大学医学院附属第一医院胸外科

胡　洁　　复旦大学附属中山医院呼吸内科

胡　毅　　中国人民解放军总医院肿瘤内科

胡晓桦　　广西医科大学第一附属医院肿瘤内科

黄鼎智　　天津医科大学肿瘤医院肿瘤内科

黄媚娟　　四川大学华西医院胸部肿瘤科

惠周光　　中国医学科学院肿瘤医院放疗科 / 特需医疗部

姜　达　　河北医科大学第四医院肿瘤内科

姜　军　　青海大学附属医院肿瘤内科

姜　威　　中国医学科学院肿瘤医院深圳医院放射治疗科

李　琳　　北京医院肿瘤内科

李　伟　　蚌埠医学院第一附属医院呼吸与危重症医学科

李鹤成　　上海交通大学医学院附属瑞金医院胸外科

李文辉　　云南省肿瘤医院放疗科

李晓玲	辽宁省肿瘤医院胸内科
梁　军	北京大学国际医院肿瘤内科
梁　莉	北京大学第三医院肿瘤科
梁世雄	广西医科大学附属肿瘤医院放疗科
梁文华	广州医科大学附属第一医院胸部肿瘤科
廖　峰	中国人民解放军东部战区总医院秦淮医疗区肿瘤内科
林　根	福建省肿瘤医院肿瘤内科
林　劼	昆明医科大学第二附属医院肿瘤科
刘　慧	中山大学肿瘤防治中心放疗科
刘　喆	首都医科大学附属北京胸科医院肿瘤内科
刘安文	南昌大学第二附属医院肿瘤科
刘俊峰	河北省肿瘤医院胸心外科
刘士新	吉林省肿瘤医院放疗科
刘晓晴	中国人民解放军总医院第五医学中心肺部肿瘤科

柳　江　新疆维吾尔自治区人民医院肿瘤科

柳　影　吉林省肿瘤医院胸部肿瘤内科

马　虎　遵义医科大学第二附属医院胸部肿瘤科

马海涛　苏州大学附属独墅湖医院胸外科

闵　婕　中国人民解放军空军军医大学唐都医院肿瘤科

牟巨伟　中国医学科学院肿瘤医院深圳医院胸外科

聂　蔚　上海市胸科医院呼吸内科

彭　玲　浙江省人民医院肿瘤内科

单建贞　浙江大学医学院附属第一医院肿瘤内科

沈　波　江苏省肿瘤医院肿瘤内科

沈毅弘　浙江大学医学院附属第一医院呼吸内科

盛立军　山东省医学科学院附属医院肿瘤内科

石　琴　福建省福州肺科医院肿瘤科

史美祺　江苏省肿瘤医院肿瘤内科

宋　霞　山西省肿瘤医院呼吸内科

苏春霞　同济大学附属上海市肺科医院肿瘤科

孙大强　天津市胸科医院胸外科

谭锋维　中国医学科学院肿瘤医院胸外科

谭群友　中国人民解放军陆军特色医学中心胸外科

汤传昊　北京大学国际医院肿瘤科

汪步海　江苏省苏北人民医院肿瘤研究所

王　晖　湖南省肿瘤医院胸部放疗科

王　俊　山东第一医科大学第一附属医院肿瘤科

王　颖　重庆大学附属肿瘤医院肿瘤放射治疗中心

王佳蕾　复旦大学附属肿瘤医院肿瘤内科

王立峰　南京鼓楼医院肿瘤科

王启鸣　河南省肿瘤医院肿瘤内科

魏　立　河南省人民医院胸外科

邬　麟　　湖南省肿瘤医院胸部内科
吴　荻　　吉林大学第一医院肿瘤中心
吴　芳　　中南大学湘雅二医院肿瘤科
吴　楠　　北京大学肿瘤医院胸外科
谢聪颖　　温州医科大学附属第二医院放化疗科
熊　飞　　湖北省肿瘤医院胸外科
徐　燃　　如东县人民医院肿瘤科
徐世东　　哈尔滨医科大学附属肿瘤医院胸外科
徐艳珺　　浙江省肿瘤医院胸部肿瘤内科
许　川　　四川省肿瘤医院放射整合医学
杨　农　　湖南省肿瘤医院肺胃肠肿瘤内科
姚　煜　　西安交通大学第一附属医院肿瘤内科
于　雁　　哈尔滨医科大学附属肿瘤医院呼吸内科
于起涛　　广西医科大学附属肿瘤医院肿瘤内科

袁智勇　天津医科大学肿瘤医院放疗科

岳东升　天津医科大学肿瘤医院肺部肿瘤外科

臧远胜　中国人民解放军海军军医大学第二附属医院（上海长征医院）
　　　　肿瘤科

张　莉　华中科技大学同济医学院附属同济医院肿瘤科

张　毅　首都医科大学宣武医院胸外科

张红梅　中国人民解放军空军军医大学西京医院肿瘤科

张玲玲　北京大学国际医院肿瘤内科

张树才　首都医科大学附属北京胸科医院肿瘤科

张新伟　天津医科大学肿瘤医院生物治疗科

赵　军　北京大学肿瘤医院胸部肿瘤内科

赵　琼　浙江树人大学树兰国际医学院附属树兰（杭州）医院胸部肿瘤科

赵　仁　宁夏医科大学总医院肿瘤医院放疗科

赵明芳　中国医科大学附属第一医院肿瘤内科

钟　华　　上海交通大学附属胸科医院呼吸内科
周　清　　广东省人民医院肺三科
周建娅　　浙江大学医学院附属第一医院呼吸内科
周建英　　浙江大学医学院附属第一医院呼吸科
朱余明　　同济大学附属上海市肺科医院胸外科
朱正飞　　复旦大学附属肿瘤医院放疗科

前言

　　基于循证医学证据、兼顾诊疗产品的可及性、吸收精准医学新进展，制定中国常见肿瘤的诊断和治疗指南，是中国临床肿瘤学会（CSCO）的基本任务之一。近年来，临床诊疗指南的制定出现新的趋向，即基于诊疗资源的可及性，这尤其适合于发展中国家，以及地区差异性显著的国家和地区。中国是幅员辽阔、地区经济和学术发展不平衡的发展中国家，CSCO指南需要兼顾地区发展差异、药物和诊疗手段的可及性及肿瘤治疗的社会价值三个方面。因此，CSCO指南的制定，要求每一个临床问题的诊疗意见根据循证医学证据和专家共识度形成证据类别，同时结合产品的可及性和效价比形成推荐等级。证据类别高、可及性好的方案，作为Ⅰ级推荐；证据类别较高、专家共识度稍低，或可及性较差的方案，作为Ⅱ级推荐；临床实用，但证据类别不高的，作为Ⅲ级推荐。CSCO指南主要基于国内外临床研究成果和CSCO专家意见，确定推荐等级，以便于大家在临床实践中参考使用。CSCO指南工作委员会相信，基于证据、兼顾可及、结合意见的指南，更适合我国的临床实际。我们期待得到大家宝贵的反馈意见，并将在指南更新时认真考虑、积极采纳合理建议，保持CSCO指南的科学性、公正性和时效性。

中国临床肿瘤学会指南工作委员会

目录

CSCO 诊疗指南证据类别 · 1

CSCO 诊疗指南推荐等级 · 2

CSCO 非小细胞肺癌诊疗指南 2023 更新要点 · 3

1 概要 · 5

2 影像和分期诊断 · 35

3 病理学诊断 · 39

4 分子分型 · 45

5 基于病理类型、分期和分子分型的综合治疗 · 55

非小细胞肺癌的治疗 · 56

5.1 ⅠA、ⅠB 期非小细胞肺癌的治疗 · 56

5.2 ⅡA、ⅡB 期非小细胞肺癌的治疗 · 59

5.3 可手术ⅢA 或ⅢB（$T_3N_2M_0$）期非小细胞肺癌的治疗 · 64

5.4 不可手术ⅢA、ⅢB、ⅢC 期非小细胞肺癌的治疗 · 77

5.5 Ⅳ期驱动基因阳性非小细胞肺癌的治疗 · 84

5.5.1 *EGFR* 突变非小细胞肺癌的治疗 · 84

5.5.2 *ALK* 融合阳性非小细胞肺癌的治疗 · 95

5.5.3 *ROS1* 融合阳性非小细胞肺癌的治疗 · 103

5.5.4 *BRAF V600/NTRK/MET 14 外显子 /RET/KRAS G12C/HER-2* 突变
非小细胞肺癌的治疗 • 108

5.5.5 靶向治疗药物获批适应证（截至 2023 年 3 月） • 113

5.6 Ⅳ期无驱动基因非鳞癌非小细胞肺癌的治疗 • 125

5.7 Ⅳ期无驱动基因鳞癌的治疗 • 136

5.8 Ⅳ期孤立性转移非小细胞肺癌的治疗 • 162

5.8.1 孤立脑或肾上腺转移非小细胞肺癌的治疗 • 162

5.8.2 孤立性骨转移的处理 • 167

6 随访 • 171

7 附录 • 179

附录 1 第 8 版肺癌分期（2017 年 1 月 1 日起执行） • 180

附录 2 2021 版 WHO 病理分类 • 183

CSCO 诊疗指南证据类别

证据特征			CSCO 专家共识度
类别	水平	来源	
1A	高	严谨的 meta 分析、大型随机对照研究	一致共识 （支持意见 ≥80%）
1B	高	严谨的 meta 分析、大型随机对照研究	基本一致共识 （支持意见 60%~<80%）
2A	稍低	一般质量的 meta 分析、小型随机对照研究、设计良好的大型回顾性研究、病例 - 对照研究	一致共识 （支持意见 ≥80%）
2B	稍低	一般质量的 meta 分析、小型随机对照研究、设计良好的大型回顾性研究、病例 - 对照研究	基本一致共识 （支持意见 60%~<80%）
3	低	非对照的单臂临床研究、病例报告、专家观点	无共识，且争议大 （支持意见 <60%）

CSCO 诊疗指南推荐等级

推荐等级	标准
I 级推荐	**1A 类证据和部分 2A 类证据** CSCO 指南将 1A 类证据，以及部分专家共识度高且在中国可及性好的 2A 类证据，作为 I 级推荐。具体为：适应证明确、可及性好、肿瘤治疗价值稳定，纳入《国家基本医疗保险、工伤保险和生育保险药品目录》的诊治措施
II 级推荐	**1B 类证据和部分 2A 类证据** CSCO 指南将 1B 类证据，以及部分在中国可及性欠佳，但专家共识度较高的 2A 类证据，作为 II 级推荐。具体为：国内外随机对照研究，提供高级别证据，但可及性差或者效价比不高；对于临床获益明显但价格较贵的措施，考虑患者可能获益，也可作为 II 级推荐
III 级推荐	**2B 类证据和 3 类证据** 对于某些临床上习惯使用，或有探索价值的诊治措施，虽然循证医学证据相对不足，但专家组意见认为可以接受的，作为 III 级推荐

CSCO 非小细胞肺癌诊疗指南 2023
更新要点

1. 病理学诊断部分：新增"规范化评估肺癌新辅助治疗后病理结果"作为 I 级推荐。新增小细胞癌标志物"INSM1"作为 II 级推荐。

2. 分子分型部分：*BRAF V600* 突变，*NTRK* 融合基因检测由 II 级推荐升至 I 级推荐。

3. I A、I B 期 NSCLC 的治疗部分：新增"胸腔镜下解剖学肺段切除或楔形切除 [限 T_1N_0（≤2cm）及肺野外 1/3 病灶]"作为 II 级推荐。

4. II A、II B、可手术 III A 或 III B（$T_3N_2M_0$）期 NSCLC 的治疗部分："根治性手术后，阿替利珠单抗辅助治疗（限 PD-L1 TC ≥ 1%）"由 II 级推荐升至 I 级推荐；新增"含铂化疗联合纳武利尤单抗新辅助治疗"作为 I 级推荐；新增"根治性手术后，帕博利珠单抗辅助治疗"作为 II 级推荐。

5. 不可手术 III A、III B、III C 期 NSCLC 的治疗，分层为 PS=0~1 治疗部分："舒格利单抗作为同步或序贯放化疗后的巩固治疗"由 III 级推荐升至 I 级推荐。

6. *EGFR* 突变阳性的晚期 NSCLC 的治疗，*EGFR* 敏感突变一线治疗部分：新增"伏美替尼"作为 I 级推荐。*EGFR* 20 号外显子插入突变后线治疗部分："莫博赛替尼"由 III 级推荐上升至 I 级推荐。

7. *ALK* 融合阳性的晚期 NSCLC 的治疗，IV 期 *ALK* 融合 NSCLC 一线治疗部分：新增"布格替尼、洛拉替尼、恩沙替尼"作为 I 级推荐。IV 期 *ALK* 融合 NSCLC 靶向后线治疗部分：新增"布格替尼、洛拉替尼"作为 I 级推荐。

8. *ROS1* 融合阳性的晚期 NSCLC 的治疗，Ⅳ期 *ROS1* 融合 NSCLC 一线治疗部分："恩曲替尼"由Ⅲ级推荐升至Ⅰ级推荐。

9. *BRAF V600/NTRK/MET 14 外显子 /RET/KRAS G12C/HER-2* 突变 NSCLC 的一线治疗，Ⅳ期 *BRAF V600* 突变 NSCLC 的一线治疗部分："达拉非尼 + 曲美替尼"由Ⅱ级推荐升至Ⅰ级推荐。Ⅳ期 *NTRK* 融合 NSCLC 的一线治疗部分："恩曲替尼、拉罗替尼"由Ⅲ级推荐升至Ⅰ级推荐。Ⅳ期 *RET* 融合 NSCLC 的一线治疗部分：新增"普拉替尼"作为Ⅱ级推荐。

10. *BRAF V600/NTRK/MET 14 外显子 /RET/KRAS G12C/HER-2* 突变 NSCLC 的后线治疗，Ⅳ期 *MET 14 外显子* 跳跃突变 NSCLC 的后线治疗："赛沃替尼"由Ⅱ级推荐升至Ⅰ级推荐。Ⅳ期 *RET* 融合 NSCLC 的后线治疗："普拉替尼"由Ⅱ级推荐升至Ⅰ级推荐。Ⅳ期 *KRAS G12C* 突变 NSCLC 的后线治疗部分：新增"Adagrasib"作为Ⅲ级推荐。Ⅳ期 *HER-2* 突变 NSCLC 的后线治疗部分：新增"德喜曲妥珠单抗"作为Ⅲ级推荐。

11. Ⅳ期无驱动基因非鳞癌 NSCLC 的治疗，一线治疗部分："特瑞普利单抗联合培美曲塞 + 铂类"由Ⅱ级推荐升至Ⅰ级推荐；新增"紫杉醇聚合物胶束联合顺铂 / 卡铂"作为Ⅰ级推荐。

12. Ⅳ期无驱动基因鳞癌的治疗，一线治疗部分：新增"斯鲁利单抗联合白蛋白紫杉醇 + 铂类"作为Ⅰ级推荐；上调"派安普利单抗联合紫杉醇 + 卡铂"作为Ⅰ级推荐；新增"紫杉醇聚合物胶束联合顺铂 / 卡铂"作为Ⅰ级推荐。

* 所有诊疗表格中未标注证据类别均为 1A 类。

1　概要

影像和分期诊断

目的	I 级推荐	II 级推荐	III 级推荐
筛查	高危人群低剂量螺旋 CT [1-3]（1 类）		
诊断	胸部增强 CT（2A 类）	PET/CT [4]（2A 类）	
影像分期	• 胸部增强 CT（2A 类） • 头部增强 MRI 或增强 CT（2A 类） • 颈部 / 锁骨上淋巴结超声或 CT • 上腹部增强 CT 或超声（2A 类） • 全身骨扫描（2A 类）	PET/CT [4]（2A 类）	
获取组织或细胞学技术	纤维支气管镜，EBUS/EUS，经皮穿刺，淋巴结或浅表肿物活检，体腔积液细胞学检查	电磁导航支气管镜、胸腔镜、纵隔镜（2A 类）	痰细胞学（2A 类）

病理学诊断

诊断手段	Ⅰ级推荐	Ⅱ级推荐	Ⅲ级推荐
形态学 （常规 HE 染色）	• 组织形态学明确小细胞肺癌和非小细胞肺癌需进一步明确鳞癌和腺癌[1] • 规范化评估肺癌新辅助治疗后病理结果[2]	细胞学检查制作细胞蜡块依据 2021 版 WHO 肺癌组织学分类[1]	
免疫组化 （染色）	• 形态学不明确的 NSCLC，手术标本使用一组抗体鉴别腺癌、鳞癌[3]，手术标本应给出明确亚型，如 AIS、MIA，附壁型为主的腺癌、肉瘤样癌、腺鳞癌、大细胞癌，以及神经内分泌癌中的类癌、不典型类癌等类型，需要充分观察标本病理改变或评估肿瘤类型所占比例 • 晚期活检病例，尽可能使用 TTF-1、P40 两个免疫组化指标鉴别腺癌或鳞癌[3-4]	• 小细胞癌标志物：CD56、Syno、CgA、INSM1、TTF-1、CK、Ki-67 • 腺癌、鳞癌鉴别标志物：TTF-1、NapsinA、P40、CK5/6（P63）	

分子分型

分子分型	Ⅰ级推荐	Ⅱ级推荐	Ⅲ级推荐
可手术Ⅰ~Ⅲ期NSCLC	术后Ⅱ~Ⅲ期非鳞癌进行 *EGFR* 突变检测，指导辅助靶向治疗[1-4]		
不可手术Ⅲ期及Ⅳ期NSCLC	• 病理学诊断后尽可能保留组织标本：进行分子检测，根据分子分型指导治疗（1类） • 对于非鳞癌组织标本：进行 *EGFR*、*BRAF V600* 突变，*ALK*、*ROS1*、*RET*、*NTRK* 融合及 *MET* 14 外显子跳跃突变检测（3类）	*KRAS* 突变、*HER-2* 扩增/突变及 *MET* 扩增或过表达等基因变异可通过单基因检测技术或二代测序技术（NGS）等在肿瘤组织中进行，若组织标本不可及，可考虑利用 ctDNA 进行检测（2B类）	采用 NGS 技术检测肿瘤突变负荷（TMB）（2B类）[5-6]

分子分型（续）

分子分型	I 级推荐	II 级推荐	III 级推荐
不可手术 III 期及 IV 期 NSCLC	• 肿瘤标本无法获取或量少无法检测时，可采用外周血循环肿瘤 DNA（ctDNA）行 *EGFR* 突变检测[7-15] • 一 / 二代 EGFR-TKIs 耐药患者，再次活检行 *EGFR* T790M 检测[12]，不能获取肿瘤标本时，可行 ctDNA 检测[10, 15] • 组织标本采用免疫组化法检测 PD-L1 表达（1 类）	不吸烟、经小标本活检诊断鳞癌或混合腺癌成分的患者建议行上述基因突变检测（2A 类）	

非小细胞肺癌的治疗

ⅠA、ⅠB 期非小细胞肺癌的治疗

分期	分层	Ⅰ级推荐	Ⅱ级推荐	Ⅲ级推荐
ⅠA、ⅠB 期 NSCLC	适宜手术	• 解剖性肺叶切除 + 肺门及纵隔淋巴结清扫术（2A 类） • 胸腔镜下解剖性肺叶切除 + 肺门及纵隔淋巴结清扫术（2A 类）	• 微创技术下（机器人辅助）的解剖性肺叶切除 + 肺门及纵隔淋巴结清扫术（2A 类） • 胸腔镜下解剖学肺段切除或楔形切除［限 T_1N_0（≤2cm）及肺野外 1/3 病灶］[1-2]	
	不适宜手术	立体定向放射治疗（SBRT/SABR）[3-8]（2A 类）	采用各种先进放疗技术实施立体定向放疗[3-8]（2A 类）	

ⅡA、ⅡB 期非小细胞肺癌的治疗

分期	分层	Ⅰ级推荐	Ⅱ级推荐	Ⅲ级推荐
ⅡA、ⅡB 期 NSCLC	适宜手术	• 解剖性肺切除＋肺门及纵隔淋巴结清扫（1 类） • 胸腔镜下的解剖性肺切除＋肺门及纵隔淋巴结清扫术 • ⅡB 期：含铂双药方案辅助化疗[9] • 根治性手术且术后检测为 *EGFR* 敏感突变阳性患者，术后奥希替尼（辅助化疗后）或埃克替尼辅助治疗[10-11] • 根治性手术后，阿替利珠单抗辅助治疗（限 PD-L1 TC ≥ 1%）[12] • 含铂化疗联合纳武利尤单抗新辅助治疗[13]	• 微创技术下（机器人辅助）的解剖性肺切除＋肺门及纵隔淋巴结清扫术 • 根治性手术后，帕博利珠单抗辅助治疗[14]	ⅡA 期：含铂双药方案辅助化疗（2B 类）[7]
	不适宜手术	• 放疗[15-18] • 同步放化疗（三维适形放疗 / 适形调强放疗＋化疗）[15-18]	放疗后含铂双药方案化疗（2A 类；如无淋巴结转移，2B 类）[15-18]	

可手术ⅢA或ⅢB（$T_3N_2M_0$）期非小细胞肺癌的治疗

分期	分层	Ⅰ级推荐	Ⅱ级推荐	Ⅲ级推荐
临床ⅢA和ⅢB期（$T_3N_2M_0$）NSCLC*	$T_{3-4}N_1$ 或 T_4N_0 非肺上沟瘤（侵犯胸壁、主支气管或纵隔）	手术（2A类）+辅助化疗（1类）根治性放化疗[1]	新辅助化疗 ± 放疗 + 手术（2B类）	
	$T_{3-4}N_1$ 肺上沟瘤	新辅助放疗 + 手术 + 辅助化疗[2]	根治性放化疗[1]	
	同一肺叶内 T_3 或同侧肺不同肺叶内 T_4	手术（2A类）+辅助化疗[3]（1类）		
	临床 N_2 单站纵隔淋巴结非巨块型转移（淋巴结短径<2cm）、预期可完全切除	手术切除（2A类）+辅助化疗 ± 术后放疗b（2B类）根治性同步放化疗[1, 4]（1类）	新辅助化疗 ± 放疗 + 手术 ± 辅助化疗 ± 术后放疗a, b（2B类）	

*. 经 PET/CT、EBUS/EUS 或纵隔镜进行淋巴结分期。

可手术 III A 或 III B（$T_3N_2M_0$）期非小细胞肺癌的治疗（续）

分期	分层	I 级推荐	II 级推荐	III 级推荐
临床 III A 和 III B 期（$T_3N_2M_0$）NSCLC*	临床 N_2 多站纵隔淋巴结转移、预期可能完全切除	根治性同步放化疗[1, 4]（1 类）	新辅助化疗 ± 放疗 + 手术 ± 辅助化疗 ± 术后放疗 b, c（2B 类）	
	临床 N_2 预期无法行根治性切除	参考不可手术 III A、III B、III C 期非小细胞肺癌的治疗部分		
	术后病理检测为 EGFR 敏感突变型	根治性手术患者，术后奥希替尼（辅助化疗后）或埃克替尼辅助治疗[5-6]	根治性手术患者，术后吉非替尼或厄罗替尼辅助治疗[7-8]（1B 类）	
	所有可手术切除 III A~III B 期患者	• 根治性手术后，阿替利珠单抗辅助治疗（限 PD-L1 TC ≥ 1%）[9] • 含铂化疗联合纳武利尤单抗新辅助治疗[10]	根治性手术后，帕博利珠单抗辅助治疗[11]	

*. 经 PET/CT、EBUS/EUS 或纵隔镜进行淋巴结分期。

【注释】

a 若术前未行新辅助放疗，术后可考虑辅助放疗。

b 术后病理 N_2 可以考虑术后放疗（2B 类），但近期研究未发现术后放疗生存获益。

不可手术ⅢA、ⅢB、ⅢC 期非小细胞肺癌的治疗

分期	分层	Ⅰ级推荐	Ⅱ级推荐	Ⅲ级推荐
不可切除ⅢA 期、ⅢB 期、ⅢC 期 NSCLC	PS=0~1	1. 多学科团队讨论 2. 根治性同步放化疗[1-2] 　　放疗：三维适形调强 / 图像引导适形调强放疗[3-6]；累及野淋巴结区域放疗[7-9] 　　化疗： 　　顺铂 + 依托泊苷 　　顺铂 / 卡铂 + 紫杉醇 　　顺铂 + 多西他赛 　　顺铂或卡铂 + 培美曲塞（非鳞癌） 3. 度伐利尤单抗作为同步放化疗后的巩固治疗[10-11] 4. 舒格利单抗作为同步或序贯放化疗后的巩固治疗[12]	1. 序贯化疗 + 放疗[13]（2A 类） 化疗： 　　顺铂 + 紫杉醇 　　顺铂 + 长春瑞滨 放疗：三维适形放疗[3] 2. MDT 讨论评价诱导治疗后降期手术的可行性，如能做到完全性切除，诱导治疗后手术治疗	

不可手术ⅢA、ⅢB、ⅢC 期非小细胞肺癌的治疗（续）

分期	分层	Ⅰ级推荐	Ⅱ级推荐	Ⅲ级推荐
不可切除ⅢA 期、ⅢB 期、ⅢC 期 NSCLC	PS=2	1. 单纯放疗：三维适形放疗[3] 2. 序贯放疗 + 化疗[12] 　　放疗：三维适形调强 / 图像引导适形调强放疗；累及野淋巴结区域放疗[7-9] 　　化疗： 　　　　卡铂 + 紫杉醇 　　　　顺铂或卡铂 + 培美曲塞（非鳞癌）	• 单纯化疗：化疗方案参考Ⅳ期无驱动基因突变 NSCLC 方案 • 靶向治疗：靶向治疗方案参考Ⅳ期驱动基因阳性 NSCLC 方案（限驱动基因阳性患者）	

IV 期驱动基因阳性非小细胞肺癌的治疗

EGFR 突变非小细胞肺癌的治疗

分期	分层	I 级推荐	II 级推荐	III 级推荐
IV 期 *EGFR* 敏感突变 NSCLC 一线治疗 a, b, c		奥希替尼 阿美替尼 伏美替尼 阿法替尼 达可替尼 吉非替尼 厄洛替尼 埃克替尼[1-7]	• 吉非替尼或厄洛替尼 + 化疗（PS=0~1）[8]（2A 类） • 厄洛替尼 + 贝伐珠单抗[9-10]（2A 类） • 含铂双药化疗 ± 贝伐珠单抗（非鳞癌）d（2A 类）	
IV 期 *EGFR* 20 外显子插入突变 NSCLC 一线治疗	参考 IV 期无驱动基因 NSCLC 的一线治疗			

EGFR 突变非小细胞肺癌的治疗（续）

分期	分层	Ⅰ级推荐	Ⅱ级推荐	Ⅲ级推荐
Ⅳ期 *EGFR* 敏感突变 NSCLC 耐药后治疗 [e]	寡进展或 CNS 进展	继续原 EGFR-TKI 治疗 + 局部治疗 [11]（2A 类）	再次活检明确耐药机制	
	广泛进展	• 一/二代 TKI 一线治疗失败再次活检 T790M 阳性者 奥希替尼 [12] 或阿美替尼 [13] 或伏美替尼 [14]（3 类） • 再次活检 T790M 阴性者或者三代 TKI 治疗失败：含铂双药化疗 ± 贝伐珠单抗（非鳞癌）（2A 类）	• 再次检测 T790M 阳性者：含铂双药化疗 ± 贝伐珠单抗（非鳞癌）（2A 类） • 再次活检评估其他耐药机制	培美曲塞 + 顺铂 + 贝伐单抗 + 信迪利单抗 [f][15]
Ⅳ期 *EGFR* 敏感突变 NSCLC 靶向及含铂双药失败后治疗	PS=0~2	单药化疗	• 单药化疗 + 贝伐珠单抗（非鳞癌）（2A 类） • 安罗替尼（2A 类）	
Ⅳ期 *EGFR*20 外显子插入突变后线治疗		莫博赛替尼 [16]（3 类）	参考Ⅳ期无驱动基因 NSCLC 的后线治疗	Amivantamab [17]（3 类）

【注释】

a 本部分主要涉及多发转移患者，寡转移参考本指南其他相应内容。

b 确诊 *EGFR* 突变前由于各种原因接受了化疗的患者，在确诊 *EGFR* 突变后，除推荐参考本指南选择 EGFR-TKI 外，也可在疾病进展或不能耐受当前治疗时参考本指南一线治疗。

c 部分患者确诊晚期 NSCLC 后因为各种原因未能明确基因类型，一线接受化疗的患者进展后活检明确诊断为 *EGFR* 突变，治疗参考本指南一线治疗。

d 具体药物可参考本指南驱动基因阴性Ⅳ期 NSCLC 治疗部分。

e 耐药后进展模式根据进展部位和是否寡进展分为以下两种类型。
寡进展或中枢神经系统（CNS）进展：局部孤立病灶进展或者中枢神经系统病灶进展。
广泛进展：全身或多部位病灶显著进展。

f 限一 / 二代 EGFR TKI 耐药无 *T790M* 突变或三代 EGFR-TKI 耐药患者。

ALK 融合阳性非小细胞肺癌的治疗

分期	分层	Ⅰ级推荐	Ⅱ级推荐	Ⅲ级推荐
Ⅳ期 *ALK* 融合 NSCLC 一线治疗 a, b, c		阿来替尼 [优先推荐 1-2] 布格替尼 [3] 洛拉替尼 [4] 恩沙替尼 [5] 塞瑞替尼 [6-7] 克唑替尼 [8]	含铂双药化疗 ± 贝伐珠单抗 （非鳞癌）[9] d（2A 类）	

ALK 融合阳性非小细胞肺癌的治疗（续）

分期	分层	Ⅰ级推荐	Ⅱ级推荐	Ⅲ级推荐
Ⅳ 期 *ALK* 融合 NSCLC 靶向后线治疗	寡进展或 CNS 进展	• 原 TKI 治疗 + 局部治疗（2A 类）[10] • 阿来替尼[11] 或塞瑞替尼[12-13]（2A 类）或恩沙替尼[14]，或布格替尼，或洛拉替尼[15-16]（3 类） （限一线克唑替尼后）		
	广泛进展	• 一代 TKI 一线治疗失败：阿来替尼[11] 或塞瑞替尼[12-13]（1 类）或恩沙替尼[14]，或布格替尼[15]，或洛拉替尼[16]（3 类） • 二代 TKI 一线治疗或一代 / 二代 TKI 治疗均失败：洛拉替尼[16] • TKI 治疗失败后：含铂双药化疗 ± 贝伐珠单抗（非鳞癌）（1 类）[9]	含铂双药化疗 ± 贝伐珠单抗 （非鳞癌）（1 类）[9] 活检评估耐药机制[17-18]	
Ⅳ 期 *ALK* 融合 NSCLC 靶向及含铂双药失败后治疗	PS=0~2	单药化疗（2A 类）	单药化疗 + 贝伐珠单抗（非鳞癌）[19]（2A 类）	安罗替尼[20]（2A 类）

【注释】

a 本部分主要涉及多发转移患者，寡转移参考本指南其他相应内容。

b 确诊 *ALK* 融合前接受了化疗，可在确诊 *ALK* 融合后中断化疗或化疗完成后接受 ALK 抑制剂治疗。

c 确诊晚期 NSCLC 后未行 *ALK* 融合相关检测，一线治疗后活检为 *ALK* 融合，治疗参考本指南一线治疗。

d 具体药物可参考本指南驱动基因阴性Ⅳ期 NSCLC 治疗部分。

ROS1 融合阳性非小细胞肺癌的治疗

分期	分层	Ⅰ级推荐	Ⅱ级推荐	Ⅲ级推荐
Ⅳ期 *ROS1* 融合 NSCLC 一线治疗 a，b，c		恩曲替尼（3 类）[1] 克唑替尼（3 类）[2]	含铂双药化疗 ± 贝伐珠单抗（非鳞癌）[3]d（2A 类）	
Ⅳ期 *ROS1* 融合 NSCLC 二线治疗	寡进展或 CNS 进展	原 TKI 治疗 + 局部治疗[4]（2A 类）	参加 ROS1 抑制剂临床研究[7-11]（3 类）	
	广泛进展	含铂双药化疗 ± 贝伐珠单抗（非鳞癌）[5-6]（2A 类）		
Ⅳ期 *ROS1* 融合 NSCLC 三线治疗	PS=0~2	单药化疗（2A 类）	单药化疗 + 贝伐珠单抗（非鳞癌）[12]（2A 类）；参加 ROS1 抑制剂临床研究[7-11]（3 类）	

【注释】

a 本部分主要涉及多发转移患者，寡转移参考本指南其他相应内容。

b 患者确诊 *ROS1* 融合前接受了化疗，可在确诊 *ROS1* 融合后中断化疗或化疗完成后接受 ROS1 抑制剂治疗。

c 确诊晚期 NSCLC 后未行 *ROS1* 融合相关检测，一线治疗后活检为 *ROS1* 融合，治疗参考本指南一线治疗。

d 具体药物可参考本指南驱动基因阴性Ⅳ期 NSCLC 治疗部分。

BRAF V600/NTRK/MET14外显子/RET/KRAS G12C/HER-2突变非小细胞肺癌的一线治疗

分期	分层	Ⅰ级推荐	Ⅱ级推荐	Ⅲ级推荐
Ⅳ期 *BRAF V600E* 突变 NSCLC		达拉非尼+曲美替尼[1]（3类）	参考Ⅳ期无驱动基因 NSCLC 一线治疗的 Ⅱ/Ⅲ级推荐部分	
Ⅳ期 *NTRK* 融合 NSCLC		恩曲替尼[2] 拉罗替尼[3]（3类）	参考Ⅳ期无驱动基因 NSCLC 一线治疗的 Ⅱ/Ⅲ级推荐部分	
Ⅳ期 *MET14* 外显子跳跃 突变 NSCLC		参考Ⅳ期无驱动基因 NSCLC 一线治疗的 Ⅰ/Ⅱ级推荐部分		卡马替尼[4]或特泊替尼[5]（3类）
Ⅳ期 *RET* 融合 NSCLC		塞普替尼[6-7]（3类）	普拉替尼[8]	参考Ⅳ期无驱动基因 NSCLC 的一线治疗的Ⅲ级推荐部分
Ⅳ期 *KRAS G12C/HER-2* 突变 NSCLC		参考Ⅳ期无驱动基因 NSCLC 一线治疗		

概要

BRAF V600/NTRK/MET14 外显子 */RET/KRAS G12C/HER-2* 突变非小细胞肺癌的后线治疗

分期	分层	I级推荐	II级推荐	III级推荐
IV期 *BRAF V600* 突变 / *NTRK* 融合 NSCLC		靶向治疗或参考IV期无驱动基因 NSCLC 后线策略（一线未用靶向治疗） 参考IV期驱动基因阳性 NSCLC 后线治疗策略（一线靶向治疗）		
IV期 *MET14* 外显子跳跃突变 NSCLC		赛沃替尼[9]（3类）（一线未用靶向治疗）	参考IV期驱动基因阳性/阴性 NSCLC 后线治疗的 II级推荐部分	卡马替尼[4]或特泊替尼[5]（3类）（一线未用靶向治疗）
IV期 *RET* 融合 NSCLC		普拉替尼[8] 塞普替尼[6-7]（3类）	参考IV期无驱动基因 NSCLC 后线策略（一线未用靶向治疗） 参考IV期驱动基因阳性 NSCLC 后线治疗策略（一线靶向治疗）	
IV期 *KRAS G12C* 突变 NSCLC		参考IV期无驱动基因 NSCLC 后线治疗的 I/II级推荐部分		Sotorasib[10]（3类证据） Adagrasib[11]
IV期 *HER-2* 突变 NSCLC		参考IV期无驱动基因 NSCLC 后线治疗的 I/II级推荐部分		吡咯替尼[12-13]（3类证据） 德曲妥珠单抗[14]

概要

23

IV期无驱动基因非鳞癌非小细胞肺癌的治疗

分期	分层	I 级推荐	II 级推荐	III 级推荐
IV期无驱动基因、非鳞癌 NSCLC 一线治疗 [a]	PS=0~1	1. 培美曲塞联合铂类 + 培美曲塞单药维持治疗 2. 贝伐珠单抗 [b] 联合含铂双药化疗[1-2] + 贝伐珠单抗维持治疗 3. 含顺铂或卡铂双药方案： 顺铂/卡铂联合吉西他滨或多西他赛或紫杉醇或紫杉醇脂质体（2A 类）或长春瑞滨或培美曲塞或紫杉醇聚合物胶束[3] 4. 阿替利珠单抗（限 PD-L1 TC ≥ 50% 或 IC ≥ 10%）[4] 5. 帕博利珠单抗单药［限 PD-L1 TPS ≥ 50%, PD-L1 TPS 1%~49%（2A 类）］[5] 6. 培美曲塞 + 铂类联合帕博利珠或卡瑞利珠或信迪利或替雷利珠或阿替利珠或舒格利单抗或特瑞普利单抗[6-12]	1. 紫杉醇 + 卡铂 + 贝伐珠单抗联合阿替利珠单抗[13] 2. 白蛋白紫杉醇 + 卡铂联合阿替利珠单抗[14] 3. 重组人血管内皮抑制素联合长春瑞滨和顺铂 + 重组人血管内皮抑制素维持治疗（2B 类）	纳武利尤单抗和伊匹木单抗联合两周期培美曲塞 + 铂类[15]

IV期无驱动基因非鳞癌非小细胞肺癌的治疗（续）

分期	分层	I 级推荐	II 级推荐	III 级推荐
IV期无驱动基因、非鳞癌 NSCLC 一线治疗 [a]	PS=2	单药化疗： 　吉西他滨 　紫杉醇 　长春瑞滨 　多西他赛 　培美曲塞（2A 类）	• 培美曲塞 + 　卡铂（2A 类） • 紫杉醇周疗 + 　卡铂（2A 类）	
二线治疗 [c]	PS=0~2	纳武利尤[16]或替雷利珠单抗[17]或多西他赛或培美曲塞（如一线未用同一药物）	帕博利珠（限 PD-L1 TPS ≥ 1%）[18] 阿替利珠单抗[19]	
	PS=3~4	最佳支持治疗		
三线治疗	PS=0~2	纳武利尤单抗[16]或多西他赛或培美曲塞（如既往未用同一药物） 安罗替尼（限 2 个化疗方案失败后）	鼓励患者参加临床研究	

【注释】

a 抗肿瘤治疗同时应给予最佳支持治疗。

b 包括原研贝伐珠单抗和经国家药品监督管理局（NMPA）批准的贝伐珠单抗生物类似物。

c 如果疾病得到控制且毒性可耐受，化疗直至疾病进展。

IV期无驱动基因鳞癌的治疗

分期	分层	I 级推荐	II 级推荐	III 级推荐
IV期无驱动基因、鳞癌一线治疗 a	PS=0~1	1. 含顺铂或卡铂双药方案：顺铂/卡铂联合吉西他滨或多西他赛或紫杉醇或脂质体紫杉醇或紫杉醇聚合物胶束[1-2] 2. 含奈达铂双药方案：奈达铂 + 多西他赛（1B 类）[3] 3. 阿替利珠单抗（限 PD-L1 TC ≥ 50% 或 IC ≥ 10%）[4] 4. 帕博利珠单抗单药 [限 PD-L1 TPS ≥ 50%，PD-L1 TPS 1%~49%（2A 类）][5] 5. 紫杉醇/白蛋白紫杉醇 + 铂类联合帕博利珠或替雷利珠单抗[6-7] 6. 紫杉醇 + 卡铂联合卡瑞利珠或舒格利或派安普利单抗[8-10] 7. 吉西他滨 + 铂类联合信迪利单抗[11] 8. 白蛋白紫杉醇 + 铂类联合斯鲁利单抗		1. 白蛋白紫杉醇 + 卡铂（2B 类）[12] 2. 纳武利尤单抗和伊匹木单抗联合两周期紫杉醇 + 铂类[13]

IV期无驱动基因鳞癌的治疗（续）

分期	分层	I 级推荐	II 级推荐	III 级推荐
IV期无驱动基因、鳞癌一线治疗 a	PS=2	单药化疗： 　　吉西他滨 　　或紫杉醇 　　或长春瑞滨 　　或多西他赛（2A 类）	最佳支持治疗	
二线治疗 b	PS=0~2	纳武利尤单抗[1]或替雷利珠单抗[15]或多西他赛（如一线未用同一药物）	帕博利珠单抗（限 PD-L1 TPS ≥ 1%）[16] 阿替利珠单抗[17] 单药吉西他滨（2A 类）或长春瑞滨（2A 类） （如一线未用同一药物） 阿法替尼（如不适合化疗及免疫治疗） （1B 类）[18]	
	PS=3~4	最佳支持治疗		
三线治疗	PS=0~2	纳武利尤单抗[14]或多西他赛（如既往未用同一药物）	安罗替尼（1B 类）（限外周型鳞癌）	

【注释】

a 抗肿瘤治疗同时应给予最佳支持治疗。

b 如果疾病得到控制且毒性可耐受，化疗直至疾病进展。

IV期孤立性转移非小细胞肺癌的治疗

孤立脑或肾上腺转移非小细胞肺癌的治疗

分期	分层	I级推荐	II级推荐	III级推荐
孤立性脑或孤立性肾上腺转移	PS=0~1、肺部病变为非 N2 且可完全性切除	脑或肾上腺转移灶切除 + 肺原发病变完全性手术切除 + 系统性全身化疗（1 类）[1-8] 脑 SRS（SRT）+ 肺原发病变完全性手术切除 + 系统性全身化疗（2A 类）[9]	脑或肾上腺转移灶 SRS/SRT/SBRT+ 肺原发病变 SBRT+ 系统性全身化疗（1 类）[10-15]	

孤立脑或肾上腺转移非小细胞肺癌的治疗（续）

分期	分层	I级推荐	II级推荐	III级推荐
孤立性脑或孤立性肾上腺转移	PS=0~1、肺部病灶为 T_4 或 N_2	脑或肾上腺转移灶 SRS/SRT/SBRT+肺部病变同步或序贯放化疗 + 系统性全身化疗（2B类）[3-4, 16-19]		
	PS≥2	按IV期处理		

注：TNM 分期参照 IASLC/UICC 第 8 版；SRS（stereotactic radiosurgery，立体定向放射外科）；WBRT（whole brain radiotherapy，全脑放射治疗）；SRT（stereotactic radiation therapy，立体定向放疗）；SBRT（stereotactic body radiation therapy，体部立体定向放疗）。

孤立性骨转移的处理

分期	分层	Ⅰ级推荐	Ⅱ级推荐	Ⅲ级推荐
孤立性骨转移	PS=0~1、肺部病变为非 N_2 且可完全性切除	肺原发病变完全性手术切除 + 骨转移病变放射治疗 + 系统性全身化疗 + 双膦酸盐 / 地舒单抗治疗（2B 类）[1-11]	肺原发病变放射治疗 + 骨转移病变放射治疗 + 系统性全身化疗 + 双膦酸盐 / 地舒单抗治疗（2B 类）[8-13]	
	PS=0~1、肺部病变为 N_2 或 T_4	肺原发病变序贯或同步放化疗 + 骨转移病变放射治疗 + 双膦酸盐 / 地舒单抗治疗 + 系统性全身化疗（2B 类）[8-11, 13-15]		

随访

		I 级推荐	II 级推荐	III 级推荐
I、II 期和可手术切除 III A 期 NSCLC R0 切除术后或 SBRT 治疗后				
无临床症状或症状稳定患者	前 2 年（每 6 个月随访 1 次）	病史 体格检查 胸部平扫 CT，腹部 CT 或 B 超（每 6 个月 1 次） 吸烟情况评估（鼓励患者戒烟）（2B 类）	可考虑选择胸部增强 CT	
	3~5 年（每年随访 1 次）	病史 体格检查 胸部平扫 CT，腹部 CT 或 B 超（每年 1 次） 吸烟情况评估（鼓励患者戒烟）（2B 类）		
	5 年以上（每年随访 1 次）	病史 体格检查 鼓励患者继续胸部平扫 CT，腹部 CT 或 B 超 （每年 1 次） 吸烟情况评估（鼓励患者戒烟）（2B 类）		

概要

		I 级推荐	II 级推荐	III 级推荐
不可手术切除ⅢA 期、ⅢB 期和ⅢC 期 NSCLC 放化疗结束后				
无临床症状或症状稳定患者	前 3 年（每 3~6 个月随访 1 次）	病史 体格检查 胸腹部（包括肾上腺）增强 CT （每 3~6 个月 1 次） 吸烟情况评估（鼓励患者戒烟）（2B 类）		
	4~5 年（每 6 个月 1 次）	病史 体格检查 胸腹部（包括肾上腺）增强 CT（每 6 个月 1 次） 吸烟情况评估（鼓励患者戒烟）（2B 类）		
	5 年后（每年 1 次）	病史 体格检查 胸腹部（包括肾上腺）增强 CT（每年 1 次） 吸烟情况评估（鼓励患者戒烟）（2B 类）		

概要

随访（续）

		I 级推荐	II 级推荐	III 级推荐
IV 期 NSCLC 全身治疗结束后				
无临床症状或症状稳定患者	每 6~8 周随访一次	病史 体格检查 影像学复查建议每 6~8 周 1 次，常规胸腹部（包括肾上腺）增强 CT；合并有脑、骨等转移者，可定期复查脑 MRI 和 / 或骨扫描或症状提示性检查（2B 类）		临床试验者随访密度和复查手段遵循临床试验研究方案
症状恶化或新发症状者		即时随访		

注：I ~ III A 期 NSCLC 局部治疗后随访，常规不进行头颅 CT 或 MRI、骨扫描或全身 PET/CT 检查，仅当患者出现相应部位症状时才进行；III B~ IV 期 NSCLC 不建议患者采用 PET/CT 检查作为常规复查手段。

（参考文献见后文）

2 影像和分期诊断

影像和分期诊断

目的	I 级推荐	II 级推荐	III 级推荐
筛查	高危人群低剂量螺旋 CT[1-3]（1 类）		
诊断	胸部增强 CT（2A 类）	PET/CT[4]（2A 类）	
影像分期	胸部增强 CT（2A 类） 头部增强 MRI 或增强 CT（2A 类） 颈部 / 锁骨上淋巴结 B 超或 CT 上腹部增强 CT 或 B 超（2A 类） 全身骨扫描（2A 类）	PET/CT[4]（2A 类）	
获取组织或细胞学技术	纤维支气管镜，EBUS/EUS，经皮穿刺，淋巴结或浅表肿物活检，体腔积液细胞学检查	电磁导航支气管镜、胸腔镜、纵隔镜（2A 类）	痰细胞学（2A 类）

【注释】

肺癌是中国和世界范围内发病率和病死率最高的恶性肿瘤，确诊时多数患者分期较晚是影响肺癌预后的重要原因，而早期肺癌可以通过多学科综合治疗实现较好的预后，甚至达到治愈的目的。

美国国家肺筛查试验（national lung screening trial，NLST）纳入 53 454 例重度吸烟患者进行随机对照研究，评估采用胸部低剂量螺旋 CT 筛查肺癌的获益和风险[1]，结果显示，与胸部 X 线片相比，经低剂量螺旋 CT 筛查的、具有高危因素的人群肺癌相关病死率降低了 20%（95% CI 6.8%~26.7%；P=0.004）[2]。此处高危人群指年龄在 55~74 岁，吸烟 ≥ 30 包年，仍在吸烟或者戒烟<15 年（1 类）；年龄 ≥ 50 岁，吸烟 ≥ 20 包年，另需附加一项危险因素（2A 类），危险因素包括氡气暴露史、职业暴露史、恶性肿瘤病史、一级亲属肺癌家族史、慢性阻塞性肺气肿或肺纤维化病史[3]。推荐对高危人群进行低剂量螺旋 CT 筛查，不建议通过胸部 X 线片进行筛查。

胸部增强 CT、上腹部增强 CT（或超声）、头部增强 MRI（或增强 CT）以及全身骨扫描是肺癌诊断和分期的主要方法。一项 meta 分析汇集了 56 个临床研究共 8 699 例患者[4]。结果提示，^{18}F-FDG PET/CT 对于淋巴结转移和胸腔外转移（脑转移除外）有更好的诊断效能。由于 PET/CT 价格昂贵，故本指南将 PET/CT 作为诊断和分期的 II 级推荐。当纵隔淋巴结是否转移影响治疗决策，而其他分期手段难以确定时，推荐采用纵隔镜或超声支气管镜检查（EBUS/EUS）等有创分期手段明确纵隔淋巴结状态。痰细胞学是可行的病理细胞学诊断方法，但由于容易产生诊断错误，在组织活检或体腔积液（如胸腔积液）等可行的情况下，应尽可能减少痰细胞学的诊断。

参考文献

[1] ABERLE DR, BERG CD, BLACK WC, et al. The national lung screening trial: Overview and study design. Radiology, 2011, 258 (1): 243-253.

[2] ABERLE DR, ADAMS AM, BERG CD, et al. Reduced lung-cancer mortality with low-dose computed tomographic

screening. N Engl J Med, 2011, 365 (5): 395-409.

[3] ABERLE DR, ADAMS AM, BERG CD, et al. Baseline characteristics of participants in the randomized national lung screening trial. J Natl Cancer Inst, 2010, 102 (23): 1771-1779.

[4] WU Y, LI P, ZHANG H, et al. Diagnostic value of fluorine 18 fluorodeoxyglucose positron emission tomography/computed tomography for the detection of metastases in non-small-cell lung cancer patients. Int J Cancer, 2013, 132 (2): E37-E47.

影像和分期诊断

3　病理学诊断

病理学诊断

诊断手段	I 级推荐	II 级推荐	III 级推荐
形态学（常规 HE 染色）	• 组织形态学明确小细胞肺癌和非小细胞肺癌需进一步明确鳞癌和腺癌[1] • 规范化评估肺癌新辅助治疗后病理结果[2]	细胞学检查制作细胞蜡块，依据 2021 版 WHO 肺癌组织学分类[1]	
免疫组化（染色）	• 形态学不明确的 NSCLC，手术标本使用一组抗体鉴别腺癌、鳞癌[3]，手术标本应给出明确亚型，如 AIS，MIA，附壁型为主的腺癌、肉瘤样癌、腺鳞癌、大细胞癌，以及神经内分泌癌中的类癌、不典型类癌等类型，需要充分观察标本病理改变或评估肿瘤类型所占比例 • 晚期活检病例，尽可能使用 TTF-1、P40 两个免疫组化指标鉴别腺癌或鳞癌[3-4]	小细胞癌标志物：CD56、Syno、CgA、INSM1、TTF-1、CK、Ki-67； 腺癌、鳞癌鉴别标志物：TTF-1、NapsinA、P40、CK5/6（P63）	

【注释】

（1）细胞学标本诊断原则

1）对找到的肿瘤细胞或可疑肿瘤细胞标本均应尽可能制作与活检组织固定程序规范要

求一致的福尔马林（10% 甲醛溶液）石蜡包埋（formalin-fixed paraffin-embedded，FFPE）细胞学蜡块。

2）细胞学标本准确分型需结合免疫细胞化学染色，建议非小细胞肺癌细胞学标本病理分型不宜过于细化，仅作腺癌、鳞癌、神经内分泌癌或 NSCLC-NOS 等诊断，目前无须在此基础上进一步分型及进行分化判断[1, 3-4]。细胞学标本不进行大细胞癌诊断。

3）根据细胞学标本形态特点及免疫细胞化学（immunocytochemistry，ICC）染色结果可以对细胞学标本进行准确诊断、分型及判断细胞来源[5-7]，与组织标本诊断原则类似，此类标本应尽量减少使用非小细胞肺癌 - 非特指型（non-small cell lung cancer, not otherwise specified，NSCLC-NOS）的诊断。细胞学标本分型及来源判断所采用的 ICC 染色指标及结果判读同组织学标本。

4）细胞学标本可以接受"可见异型细胞"病理诊断，并建议再次获取标本以明确诊断，但应尽量减少此类诊断。

5）各种细胞学制片及 FFPE 细胞学蜡块标本经病理质控后，均可进行相关驱动基因改变检测[8-9]。

（2）组织标本诊断原则

1）手术标本及活检小标本诊断术语依据 2021 版 WHO 肺癌分类标准（附录 2）；手术切除标本诊断报告应满足临床分期及诊治需要。

2）临床医生应用"非鳞癌"界定数种组织学类型及治疗相似的一组患者，在病理诊断报告中应将 NSCLC 分型为腺癌、鳞癌、NSCLC-NOS 及其他类型，不能应用"非鳞癌"这一术语。

3）如果同时有细胞学标本及活检标本时，应结合两者观察，综合做出更恰当的诊断。

4）原位腺癌（AIS）及微小浸润癌（MIA）的诊断不能在小标本及细胞学标本完成，术中冰冻诊断也有可能不准确。如果在小标本中没有看到浸润，应归为肿瘤的贴壁生长方式，可诊断为腺癌，并备注不除外 AIS、MIA 或贴壁生长方式的浸润性腺癌[1]。<3cm 临床表现为毛玻璃影成分的肺结节手术切除标本应全部取材，方可诊断 AIS 或 MIA。

5）手术标本腺癌需确定具体病理亚型及比例（以 5% 含量递增比例）。按照各亚型所占比例从高至低依次列出。微乳头型腺癌及实体型腺癌未达 5% 亦应列出。

6）腺鳞癌诊断标准为具有鳞癌及腺癌形态学表现或免疫组化标记显示有两种肿瘤类型成分，每种类型至少占 10% 以上。小标本及细胞学标本不能做出此诊断。

7）神经内分泌免疫组化检测只应用于肿瘤细胞形态学表现出神经内分泌特点的病例。

8）手术标本病理诊断应给出明确亚型，其中 AIS，MIA，附壁型为主的腺癌、肉瘤样癌、腺鳞癌、大细胞癌，以及神经内分泌癌中的类癌、不典型类癌等类型，因需要充分观察标本病理改变或评估肿瘤类型所占比例，只有在手术切除标本中才可以明确诊断。

9）同一患者治疗后不同时间小标本活检病理诊断尽量避免使用组织类型之间转化的诊断[10]，如小细胞癌，治疗后转化为非小细胞癌。此种情况不能除外小活检标本取材受限，未能全面反映原肿瘤组织学类型，有可能原肿瘤是复合性小细胞癌，化疗后其中非小细胞癌成分残留所致。

10）神经内分泌肿瘤标志物包括 CD56、Syn、CgA，在具有神经内分泌形态学特征基础上至少有一种神经内分泌标志物明确阳性，神经内分泌标记阳性的细胞数应大于 10% 肿瘤细胞量才可诊断神经内分泌肿瘤。在少量 SCLC 中可以不表达神经内分泌标志物，结合形态及 TTF-1 弥漫阳性与 CK 核旁点状阳性颗粒特点也有助于 SCLC 的诊断[10]。

11）怀疑累及肺膜时，应进行弹性纤维特殊染色辅助判断[11-12]；特殊染色 AB/PAS 染色、黏液卡红染色用于判断黏液分泌。腺癌：TTF-1、Napsin-A；鳞癌：P40、P63、CK5/6，注意 P63 也可表达于部分肺腺癌中，相对来讲，P40、CK5/6 对鳞状细胞癌更特异[1, 3-4]。

12）对于晚期 NSCLC 患者小标本，尽可能少地使用免疫组化指标（TTF-1、P40）以节省标本用于后续分子检测[1, 4, 13]。

参考文献

［1］WHO CLASSIFICATION OF TUMOURS EDITORIAL BOARD. WHO classification of tumours: Thoracic tumours. 5th ed. Lyon: IARC Press, 2021.

［2］TRAVIS WD, DACIC S, WISTUBA I, et al. IASLC multidisciplinary recommendations for pathologic assessment of lung cancer resection specimens after neoadjuvant therapy. J Thorac Oncol. 2020; 15 (5): 709-740.

［3］REKHTMAN N, ANG DC, SIMA CS, et al. Immunohistochemical algorithm for differentiation of lung adenocarcinoma and squamous cell carcinoma based on large series of whole-tissue sections with validation in small specimens. Mod Pathol, 2011, 24 (10): 1348-1359.

［4］NONAKA D. A study of DeltaNp63 expression in lung non-small cell carcinomas. Am J Surg Pathol, 2012, 36 (6): 895-899.

[5] CUNHA SG, SAIEG MA. Cell blocks for subtyping and molecular studies in non-small cell lung car-cinoma. Cytopathology, 2015, 26 (5): 331-333.

[6] KAPILA K, AL-AYADHY B, FRANCIS IM, et al. Subclassification of pulmonary non-small cell lung carcinoma in fine needle aspirates using a limited immunohistochemistry panel. J Cytol, 2013, 30 (4): 223-225.

[7] KIMBRELL HZ, GUSTAFSON KS, HUANG M, et al. Subclassification of non-small cell lung cancer by cytologic sampling: A logical approach with selective use of immunocytochemistry. Acta Cytol, 2012, 56 (4): 419-424.

[8] TREECE AL, MONTGOMERY ND, PATEL NM, et al. FNA smears as a potential source of DNA for targeted next-generation sequencing of lung adenocarcinomas. Cancer Cytopathol, 2016, 124 (6): 406-414.

[9] BETZ BL, DIXON CA, WEIGELIN HC, et al. The use of stained cytologic direct smears for ALK gene rearrange-ment analysis of lung adenocarcinoma. Cancer Cytopathol, 2013, 121 (9): 489-499.

[10] HASLETON P, FLIEDER DB. Spencer's pathology of the lung. 6th ed. Cambridge: Cambridge University Press, 2013.

[11] BUTNOR KJ, BEASLEY MB, CAGLE PT, et al. Protocol for the examination of specimens from patients with primary non-small cell carcinoma, small cell carcinoma, or carcinoid tumor of the lung. Arch Pathol Lab Med, 2009, 133 (10): 1552-1559.

[12] TRAVIS WD, BRAMBILLA E, RAMI-PORTA R, et al. Visceral pleural invasion: Pathologic criteria and use of elas-tic stains: proposal for the 7th edition of the TNM classification for lung cancer. J Tho-rac Oncol, 2008, 3 (12): 1384-1390.

[13] LEIGHL NB, REKHTMAN N, BIERMANN WA, et al. Molecular testing for selection of patients with lung cancer for epidermal growth factor receptor and anaplastic lymphoma kinase tyrosine kinase inhibitors: American Society of Clinical Oncology endorsement of the College of American Pathologists/International Association for the study of lung cancer/association for molecular pathology guideline. J Clin Oncol, 2014, 32 (32): 3673-3679.

4　分子分型

分子分型

分子分型	Ⅰ级推荐	Ⅱ级推荐	Ⅲ级推荐
可手术Ⅰ~Ⅲ期NSCLC	术后Ⅱ/Ⅲ期非鳞癌进行 *EGFR* 突变检测，指导辅助靶向治疗[1-4]		
不可手术Ⅲ期及Ⅳ期NSCLC	• 病理学诊断后尽可能保留组织标本进行分子检测，根据分子分型指导治疗（1类） • 对于非鳞癌组织标本进行：*EGFR*、*BRAF V600* 突变，*ALK*、*ROS1*、*RET*、*NTRK* 融合及 *MET* 14外显子跳跃突变检测（3类）	*KRAS* 突变、*HER-2* 扩增及突变及 *MET* 扩增或过表达等基因变异可通过单基因检测技术或二代测序技术（NGS）等在肿瘤组织中进行，若组织标本不可及，可考虑利用 ctDNA 进行检测（2B类）	采用NGS技术检测肿瘤突变负荷（TMB）（2B类）[5-6]
	• 肿瘤标本无法获取或量少无法检测时，可采用外周血循环肿瘤 DNA（ctDNA）行 *EGFR* 突变检测[7-15] • 一/二代 EGFR-TKIs 耐药患者，再次活检行 *EGFR* T790M 检测[12]，不能获取肿瘤标本时，可行 ctDNA 检测[10, 15] • 组织标本采用免疫组化法检测 PD-L1 表达	不吸烟、经小标本活检诊断鳞癌或混合腺癌成分的患者建议行上述基因突变检测（2A类）	

【注释】

(1) 随着肺癌系列致癌驱动基因的相继确定，我国及国际上多项研究表明靶向治疗药物大大改善携带相应驱动基因的非小细胞肺癌（non-small cell lung cancer，NSCLC）患者的预后，延长生存期[1-2]。肺癌的分型也由过去单纯的病理组织学分类，进一步细分为基于驱动基因的分子亚型。携带表皮生长因子受体（epidermal growth factor receptor，*EGFR*）基因敏感突变、间变性淋巴瘤激酶（anaplasticlymphoma kinase，*ALK*）融合或 c-ros 癌基因 1（c-ros oncogene 1，*ROS1*）融合的晚期 NSCLC 靶向治疗的疗效与分子分型的关系已经在临床实践中得到充分证实。四项针对 *EGFR* 突变型 NSCLC 患者术后给予 EGFR-TKI 治疗的研究（ADJUVANT、EVAN、EVIDENCE 和 ADAURA 研究）证实了靶向治疗作为辅助治疗的可行性。

ADJUVANT 研究（CTONG1104）是首个在 *EGFR* 突变阳性、完全切除的病理 II～IIIA 期（N_{1-2}）的 NSCLC 患者中，比较了吉非替尼对比长春瑞滨 + 顺铂方案的前瞻性随机、对照 III 期临床试验，共入组 222 例患者。与化疗相比，吉非替尼显著延长了中位 DFS（28.7 个月 vs. 18.0 个月，*HR*=0.60，*P*=0.005 4），但未显著延长中位 OS；亚组分析显示，N_2 患者的 DFS 获益更多[3]。另一项厄洛替尼对比含铂两药化疗作为完全切除术后、伴有 *EGFR* 突变的 IIIA 期 NSCLC 患者的辅助治疗的疗效与安全性的 II 期临床研究（EVAN 研究）。结果显示，与化疗相比，厄洛替尼显著提高 2 年 DFS 率（81.4% vs. 44.6%，*P*<0.001），显著延长中位 DFS（42.4 个月 vs. 21.0 个月，*HR*=0.268，*P*<0.001）[4] 及中位 OS（61.1 个月 vs. 51.1 个月，*HR*=0.318，*P*=0.001 5）。EVIDENCE 研究是首个国产原研 EGFR-TKI 开展的多中心、随机、开放标签的 III 期临床研究，对比埃克替尼与标准辅助化疗在 II～IIIA 期伴

EGFR 突变 NSCLC 完全切除术后辅助治疗的疗效与安全性，共入组 322 例患者与标准化疗相比，埃克替尼显著提高 3 年 DFS 率（63.88% vs. 32.47%，*P* < 0.001）及显著延长中位 DFS（47.0 个月 vs. 22.1 个月，*HR*=0.36，*P* < 0.000 1）[1]。ADAURA 研究是探索奥希替尼作为辅助治疗用于ⅠB～ⅢA 期 EGFR 阳性、接受完全切除术后 NSCLC 患者的疗效和安全性的随机、双盲、安慰剂对照的Ⅲ期临床研究，共纳入 682 例患者。结果显示，在Ⅱ～ⅢA 期患者中，与安慰剂组相比，奥希替尼显著延长了Ⅱ～ⅢA 期患者的中位 DFS（65.8 个月 vs. 21.9 个月，*HR*=0.23），3 年 DFS 率显著提高（70% vs. 29%）。在总人群（ⅠB～ⅢA 期）中，奥希替尼组的中位 DFS 同样显著优于安慰剂组（*HR*=0.27）[2]。

（2）所有含腺癌成分的 NSCLC，无论其临床特征（如吸烟史、性别、种族或其他等），应常规进行 *EGFR* 突变、*ALK* 融合及 *ROS1* 融合检测，*EGFR* 突变检测应涵盖 *EGFR* 18、19、20、21 外显子。尤其在标本量有限的情况下，可采用经过验证的检测方法同时检测多个驱动基因的技术，如多基因同时检测的 PCR 技术或二代测序技术（next generation sequencing，NGS）等。

（3）*EGFR* 突变、*ALK* 融合及 *ROS1* 融合的检测应在患者诊断为晚期 NSCLC 时即进行。由于 NMPA 已批准 RET 抑制剂普拉替尼、*MET14* 外显子跳跃突变抑制剂赛沃替尼、BRAF 抑制剂达拉非尼联合 MEK 抑制剂曲美替尼、NTRK 抑制剂恩曲替尼和拉罗替尼用于晚期 NSCLC 的治疗，因此推荐对 *RET* 融合、*MET14* 外显子跳跃突变、*BRAF V600* 突变、*NTRK* 融合基因进行常规检测。

（4）原发肿瘤和转移灶都适于进行分子检测。

（5）为了避免样本浪费和节约检测时间，对于晚期 NSCLC 活检样本，应根据所选用的技术特点，一次性切取需要诊断组织学类型和进行分子检测的样本量，避免重复切片浪费样本；如果样本不足以进行分子检测，建议进行再次取材，确保分子检测有足够样本。

（6）亚裔人群和我国的肺腺癌患者 *EGFR* 基因敏感突变阳性率为 40%~50%。*EGFR* 突变主要包括 4 种类型：外显子 19 缺失变变、外显子 21 点突变、外显子 18 点突变和外显子 20 插入突变。最常见的 *EGFR* 突变为外显子 19 缺失突变（19DEL）和外显子 21 点突变（21L858R），均为 EGFR-TKI 的敏感性突变，18 外显子 G719X、20 外显子 S768I 和 21 外显子 L861Q 突变亦均为敏感性突变，20 外显子的 T790M 突变与第一、二代 EGFR-TKI 获得性耐药有关，还有许多类型的突变临床意义尚不明确。利用组织标本进行 *EGFR* 突变检测是首选的策略。*EGFR* 突变的检测方法包括 ARMS 法、Super ARMS 法、cobas、微滴式数字 PCR（ddPCR）和 NGS 法等。

（7）*ALK* 融合阳性 NSCLC 的发生率为 3%~7%，东、西方人群发生率没有显著差异。中国人群腺癌 *ALK* 融合阳性率为 5.1%。而我国 *EGFR* 和 *KRAS* 均为野生型的腺癌患者中 *ALK* 融合基因的阳性率高达 30%~42%。有研究表明，年龄是 *ALK* 阳性 NSCLC 一项显著的独立预测因子，基于我国人群的研究发现，在年龄小于 51 岁的患者中，*ALK* 融合阳性的发生率高达 18.5%；也有研究发现，在年龄小于 40 岁的患者中，*ALK* 融合的发生率近 20%。

（8）判断 *ALK* 融合阳性的检测方法包括 FISH 法、RT-PCR 法、IHC 法（Ventana 法）及 NGS 法。该类阳性的肺癌患者通常可从 ALK 抑制剂治疗中获益。

（9）*ROS1* 融合是 NSCLC 的另一种特定分子亚型。已有多个研究表明晚期 *ROS1* 融合的 NSCLC

克唑替尼和恩曲替尼治疗有效。检测方法包括 FISH 法、RT-PCR 法、IHC 法及 NGS 法。

（10） *RET* 重排是 NSCLC 新兴的可靶向融合驱动基因。NMPA 已批准 RET 抑制剂普拉替尼和塞普替尼用于 NSCLC 临床治疗。检测方法包括 FISH 法、RT-PCR 法、IHC 法及 NGS 法。

（11） 对于恶性胸腔积液或心包积液等细胞学样本在细胞数量充足条件下可制备细胞学样本蜡块，进行基因变异检测。考虑到细胞学样本的细胞数量少等特点，细胞学标本的检测结果解释需格外谨慎。检测实验室应根据组织标本类型选择合适的检测技术。当怀疑一种技术的可靠性时（如 FISH 法的肿瘤细胞融合率接近 15%），可以考虑采用另一种技术加以验证。

（12） 肿瘤突变负荷（tumor mutational burden，TMB）可能预测免疫检查点抑制剂单药疗效。利用 NGS 多基因组合估测 TMB 是临床可行的方法。在组织标本不足时，利用 ctDNA 进行 TMB 估测是潜在可行的技术手段[5-6]。

（13） 难以获取肿瘤组织样本时，多项回顾性大样本研究显示，外周血游离肿瘤 DNA（cell-free/circulating tumor DNA，cf/ctDNA）*EGFR* 基因突变检测较肿瘤组织检测，具有高度特异性（97.2%~100%）及对 EGFR-TKIs 疗效预测的准确性，但灵敏度各家报道不一（50.0%~81.8%）[7-10]。NMPA 在 2015 年 2 月已批准对吉非替尼说明书进行更新，补充了如果肿瘤标本不可评估，则可使用从血液（血浆）标本中获得的 ctDNA 进行检测，但特别强调 ctDNA *EGFR* 突变的检测方法必须是已经论证的稳定、可靠且灵敏的方法，以避免出现假阴性和假阳性的结果。2018 年 Super-ARMS 试剂盒获得 NMPA 的批准，可用于 ctDNA 的基因检测；其他 ctDNA 的基因检测方法还包括 cobas、ddPCR 和 NGS。因此，当肿瘤组织难以获取时，血液是 *EGFR* 基因突变检测合适的替代生物标本，也是对可疑组织检测结果的补充。T790M 突变是一代 EGFR-TKI 主要耐药机制之一，约占 50%，三代 EGFR-TKI 奥希替尼作用于该靶点，AURA3[11] 已证实可有效治疗一代 / 二代 EGFR-TKI 治疗进展伴 T790M 突变患者，奥希替尼在中国已获 NMPA 批准用于 T790M 阳性的一代 / 二代 EGFR-TKI 耐药患者。研究报道血浆 ctDNA 可用来检测 T790M 突变[12]，可作为二次活检组织标本不可获取的替代标本，同时也是对可以组织检测结果的补充。BENEFIT 研究、AURA3 研究及 FLAURA 研究的 ctDNA 分析结果再次证明了外周血基础上 *EGFR* 敏感突变和 T790M 耐药突变检测的可行性[11, 13-14]。采用脑脊液、胸腔积液上清等标本进行基因检测初步结果也提示具有可行性。

目前对于 *ALK* 融合及 *ROS1* 融合基因的血液检测，技术尚不成熟，因此对于 *ALK/ROS1* 融合基因检测，仍应尽最大可能获取组织或细胞学样本进行检测。

（14）多项研究采用 NGS 针对晚期 NSCLC 进行多基因检测，如目前可作为治疗靶点的基因变异：*EGFR* 突变（包括 T790M 突变）、*KRAS* 突变、*HER2* 扩增 / 突变、*ALK* 融合、*ROS1* 融合、*BRAF V600E* 突变、*RET* 重排、*MET* 扩增、*MET14* 外显子跳跃突变及 *NTRK* 融合等，NGS 的标本可为组织或外周血游离 DNA。

（15）与西方国家相比，中国 NSCLC 患者具有更高的 *EGFR* 突变率，尤其在不吸烟肺癌患者中。*EGFR* 突变、*ALK* 融合和 *ROS1* 融合可能发生在腺鳞癌患者中，经活检小标本诊断的鳞癌可能由于肿瘤异质性而未检测到混合的腺癌成分。因此，对于不吸烟的经活检小标本诊断的鳞癌，或混合腺癌成分的患者，建议进行 *EGFR* 突变、*ALK* 融合和 *ROS1* 融合。纯

鳞癌 *EGFR* 突变的发生率非常低（<4%）。对于纯鳞癌患者，除非他们从不吸烟，或者标本很小（即非手术标本），或者组织学显示为混合性，通常不建议进行 *EGFR* 突变检测。

（16）免疫检查点抑制剂（PD-1 单抗或 PD-L1 单抗）是肺癌治疗的重要手段。多项研究结果显示，PD-L1 表达与免疫检查点抑制剂疗效呈正相关。免疫检查点抑制剂作为后线治疗或与含铂两药方案联合作为一线治疗时，PD-L1 表达的检测并非强制性的，但该检测可能会提供有用的信息。基于 KEYNOTE-024 及 IMpower110 研究的结果，帕博利珠单抗或阿替利珠单抗单药作为一线治疗时，需检测 PD-L1 表达。免疫检查点抑制剂对于驱动基因阳性（*EGFR* 突变、*ALK* 融合和 *ROS1* 融合等）患者的疗效欠佳，通常不进行 PD-L1 检测。PD-L1 表达采用免疫组化法检测，不同的免疫检查点抑制剂对应不同的 PD-L1 免疫组化抗体。使用不同的检测抗体和平台，PD-L1 阳性的定义存在差异，临床判读需谨慎。

参考文献

［1］ZHOU C, HE J, SU C, et al. Icotinib versus chemotherapy as adjuvant treatment for stage Ⅱ - ⅢA EGFR-mutant NSCLC (EVIDENCE): A randomized, open-label, phase 3 study. J Thorac Oncol, 2021, 16 (3): S232-S233.

［2］HERBST RS, WU YL, JOHN T, et al. Adjuvant osimertinib for resected EGFR-mutated stage ⅠB-ⅢA non-small-cell lung cancer: Updated results from the phase Ⅲ randomized ADAURA trial. J Clin Oncol, 2023, 31: JCO2202186.

［3］ZHONG WZ, WANG Q, MAO WM, et al. Gefitinib versus vinorelbine plus cisplatin as adjuvant treatment for stage Ⅱ - ⅢA (N1-N2) EGFR-mutant NSCLC (ADJUVANT/CTONG1104): A ran-domised, open-label, phase 3 study. Lancet Oncol, 2018, 19 (1): 139-148.

［4］ YUE D, XU S, WANG Q, et al. Erlotinib versus vinorelbine plus cisplatin as adjuvant therapy in Chinese patients with stage ⅢA EGFR mutation-positive non-small-cell lung cancer (EVAN): A randomised, open-label, phase 2 trial. Lancet Respir Med, 2018, 6 (11): 863-873.

［5］ WANG ZJ, DUAN JC, CAI SL, et al. Assessment of blood tumor mutational burden as a potential biomarker for immunotherapy in patients with non-small cell lung cancer with use of a next-generation sequencing cancer gene panel. JAMA Oncol, 2019, 5 (5): 696-702.

［6］ WANG ZJ, DUAN JC, WANG GQ, et al. Allele frequency-adjusted blood-based tumor mutational burden as a predictor of overall survival for non-small cell lung cancer patients treated with PD-1/PD-L1 inhibitors. J Thorac Oncol, 2020, 15 (4): 556-567.

［7］ GOTO K, ICHINOSE Y, OHE Y, et al. Epidermal growth factor receptor mutation status in circulating free DNA in serum: from IPASS, a phase Ⅲ study of gefitinib or carboplatin/paclitaxel in non-small cell lung cancer. J Thorac Oncol, 2012, 7 (1): 115-121.

［8］ BAI H, MAO L, WANG HS, et al. Epidermal growth factor receptor mutations in plasma DNA samples predict tumor response in Chinese patients with stages ⅢB to Ⅳ non-small-cell lung cancer. J Clin Oncol, 2009, 27 (16): 2653-2659.

［9］ DOUILLARD JY, OSTOROS G, COBO M, et al. Gefitinib treatment in EGFR mutated caucasian NSCLC circulating-free tumor DNA as a surrogate for determination of EGFR status. J Thorac Oncol, 2014, 9 (9): 1345-1353.

［10］ MOK T, WU YL, LEE JS, et al. Detection and dynamic changes of EGFR mutation from circulating tumor DNA as a predictor of survival outcome in NSCLC patients treated with erlotinib and chemo-therapy. Clin Cancer Res, 2015, 21 (14): 3196-3203.

［11］ PAPADIMITRAKOPOULOU VA, HAN JY, TSAI C, AHN MJ, et al. Epidermal growth factor receptor mutation analysis in tissue and plasma from the AURA3 trial: Osimertinib versus platinum-pemetrexed for T790M mutation-

分子分型

positive advanced non-small cell lung cancer. Cancer, 2020, 126 (2): 373-380.

[12] SU KY, CHEN HY, LI KC, et al. Pretreatment epidermal growth factor receptor (EGFR) T790M mutation predicts shorter EGFR tyrosine kinase inhibitor response duration in patients with non-small-cell lung cancer. J Clin Oncol, 2012, 30 (4): 433-440.

[13] WANG ZJ, CHENG Y, AN TT, et al. Detection of EGFR mutations in plasma circulating tumour DNA as a selection criterion for first-line gefitinib treatment in patients with advanced lung adenocarcinoma (BENEFIT): A phase 2, single-arm, multicenter clinical trial. Lancet Respir Med, 2018, 6 (9): 681-690.

[14] GRAY JE, OKAMOTO I, SRIURANPONG V. VANSTEENKISTE, et al. Tissue and plasma EGFR mutation analysis in the FLAURA trial: osimertinib versus comparator EGFR tyrosine kinase inhibitor as first-Line treatment in patients with EGFR-mutated advanced non-small cell lung cancer. Clin Cancer Res, 2019, 25 (22): 6644-6652.

[15] WANG ZJ, CHEN R, WANG SH, et al. Quantification and dynamic monitoring of EGFR T790M in plasma cell-free DNA by digital PCR for prognosis of EGFR-TKI treatment in advanced NSCLC. PLoS One, 2014, 9 (11): e110780.

分子分型

5　基于病理类型、分期和分子分型的综合治疗

非小细胞肺癌的治疗

5.1 ⅠA、ⅠB 期非小细胞肺癌的治疗

分期	分层	Ⅰ级推荐	Ⅱ级推荐	Ⅲ级推荐
ⅠA、ⅠB 期 NSCLC	适宜手术	• 解剖性肺叶切除 + 肺门及纵隔淋巴结清扫术（2A 类） • 胸腔镜下解剖性肺叶切除 + 肺门及纵隔淋巴结清扫术（2A 类）	• 微创技术下（机器人辅助）的解剖性肺叶切除 + 肺门及纵隔淋巴结清扫术（2A 类） • 胸腔镜下解剖学肺段切除或楔形切除［限 T_1N_0（≤2cm）及肺野外 1/3 病灶］[1-2]	
	不适宜手术	立体定向放射治疗（SBRT/SABR）[3-8]（2A 类）	采用各种先进放疗技术实施立体定向放疗[3-8]（2A 类）	

【注释】

(1) 肺癌外科手术标准：肺癌手术应做到完全性切除。

  1) 完全性切除

  ①切缘阴性，包括支气管、动脉、静脉、支气管周围、肿瘤附近组织。

  ②淋巴结至少6组，其中肺内3组；纵隔3组（必须包括7区）。

  ③切除的最高淋巴结镜下阴性。

  ④淋巴结无结外侵犯。

  2) 不完全性切除

  ①切缘肿瘤残留。

  ②胸腔积液或心包积液癌细胞阳性。

  ③淋巴结结外侵犯。

  ④淋巴结阳性但不能切除。

  3) 不确定切除：切缘镜下阴性，但出现下列情况之一者

  ①淋巴结清扫未达要求。

  ②切除的最高纵隔淋巴结阳性。

  ③支气管切缘为原位癌。

  ④胸腔冲洗液细胞学阳性。

(2) 先进放疗技术[1-6]

  包括4D-CT和/或PET/CT定位系统、VMAT（容积旋转调强放射治疗技术）、IGRT（影像

引导放射治疗）、呼吸运动控制、质子治疗等。

（3）辅助化疗

I A 期非小细胞肺癌不建议辅助化疗，I B 期非小细胞肺癌（包括有高危因素的肺癌），由于缺乏高级别证据的支持，常规不推荐辅助化疗。

（4）不完全切除患者

二次手术 ± 化疗（2A 类）或术后三维适形放疗 ± 化疗[I B 期（2A 类），I A 期（2B 类）]。

（5）肺部病灶切除范围

日本 II 期临床研究 JCOG0804/WJOG4507L 显示，肿瘤实性成分比值（CTR）≤ 0.25 且病灶数目 ≤ 3 个、长径 ≤ 2cm 的周围型 N0 肺癌，足够切缘的亚肺叶切除可提供很好的局部控制和 RFS，期待该研究更详细的数据。

JCOG0802[1] 是一项多中心、开放、随机对照、非劣效 III 期临床研究，旨在比较肺段切除和肺叶切除在 IA 期 [肿瘤实性成分比值（CTR）>0.5；肿瘤长径 ≤ 2cm] NSCLC 中的疗效与安全性。研究结果显示：肺段切除组和肺叶切除组相比，5 年 OS 率更高，分别为 94.3% 和 91.1%（$HR=0.663$，$P<0.001$）。5 年无复发生存时间，两组相当（肺段切除组：88% vs. 肺叶切除组：87.9%，$HR=0.998$，$P=0.988\ 9$）。

CALGB140503[2] 比较了在 $T_{1a}N_0$（肿瘤直径 ≤ 2cm）NSCLC 中肺叶切除和亚肺叶切除（解剖性肺段切除或楔形切除）的疗效。研究结果显示：亚肺叶切除组的无疾病生存期非劣效于肺叶切除组（$HR=1.01$；95% CI 0.83~1.24）。两组患者 5 年生存率差异无统计学意义（亚肺叶切除组：80.3% vs. 肺叶切除组：78.9%，95% CI 0.72~1.26）。基于上述两项研究结果，本指南新增"胸腔镜下解剖学肺段切除或楔形切除（限 T_1N_0（≤ 2cm）及肺野外 1/3 病灶）"并作为 II 级推荐。

5.2　ⅡA、ⅡB 期非小细胞肺癌的治疗

分期	分层	Ⅰ级推荐	Ⅱ级推荐	Ⅲ级推荐
ⅡA、ⅡB 期 NSCLC	适宜手术	• 解剖性肺切除＋肺门及纵隔淋巴结清扫（1 类） • 胸腔镜下的解剖性肺切除＋肺门及纵隔淋巴结清扫术 • ⅡB 期：含铂双药方案辅助化疗[9] • 根治性手术且术后检测为 EGFR 敏感突变阳性患者，术后奥希替尼（辅助化疗后）或埃克替尼辅助治疗[10-11] • 根治性手术后，阿替利珠单抗辅助治疗（限 PD-L1 TC ≥ 1%）[12] • 含铂化疗联合纳武利尤单抗新辅助治疗[13]	• 微创技术下（机器人辅助）的解剖性肺切除＋肺门及纵隔淋巴结清扫术 • 根治性手术后，帕博利珠单抗辅助治疗[14]	ⅡA 期：含铂双药方案辅助化疗（2B 类）[7]
	不适宜手术	• 放疗[15-18] • 同步放化疗（三维适形放疗 / 适形调强放疗＋化疗）[15-18]	• 放疗后含铂双药方案化疗（2A 类；如无淋巴结转移，2B 类）[15-18]	

基于病理类型、分期和分子分型的综合治疗

【注释】

（1）可选辅助化疗方案包括：长春瑞滨/紫杉醇/多西他赛/培美曲塞（非鳞癌）/吉西他滨+顺铂/卡铂。

（2）对于ⅡA期患者，完全性切除后，可考虑给予辅助化疗[9]。

（3）对于EGFR突变阳性患者，NMPA已批准奥希替尼或埃克替尼用于术后辅助治疗[10-11]。

（4）IMpower010研究结果显示，对于Ⅱ~ⅢA期适宜手术患者，根治性手术及含铂双药化疗后，阿替利珠单抗对比最佳支持治疗显著延长了PD-L1 TC≥1%患者的无病生存期（未达到 vs. 35.3个月，HR=0.66，P=0.004）[12]，基于此，NMPA已批准阿替利珠单抗用于Ⅱ~ⅢA期PD-L1 TC≥1%且接受根治性手术及含铂双药化疗后的辅助治疗，本指南将"根治性手术后，阿替利珠单抗辅助治疗（限PD-L1 TC≥1%）"从Ⅱ级推荐上升至Ⅰ级推荐。

（5）KEYNOTE-091/PEARLS研究[14]结果显示：对于ⅠB（T_{2a}≥4cm）-ⅢA期适宜手术患者，根治性手术及含铂双药化疗后，帕博利珠单抗对比安慰剂显著延长了患者的无病生存期（53.6个月 vs. 40.2个月，HR=0.76，P=0.001 4），基于此，美国FDA已批准帕博利珠单抗用于ⅠB（T_{2a}≥4cm）~ⅢA期NSCLC切除和铂类化疗后的辅助治疗，本指南新增"根治性手术后，帕博利珠单抗辅助治疗"并作为Ⅱ级推荐。

（6）CheckMate 816研究[13]结果显示，对于ⅠB~ⅢA期适宜手术患者，纳武利尤单抗联合化疗与单独化疗相比，显著延长中位无事件生存期（31.6个月 vs. 20.8个月，HR=0.63，P=0.005）。基于此，NMPA已批准纳武利尤单抗联合含铂双药化疗用于肿瘤直径≥4cm或淋巴结阳性的可切除NSCLC新辅助治疗，本指南新增"化疗联合纳武利尤单抗新辅助治疗Ⅱ~ⅢA期NSCLC患者"并作为Ⅰ级推荐。在临床实践中，建议严格按照药物适应证推荐治疗，不宜将同类药物进行简单替换。

（7）卡瑞利珠、信迪利、替雷利珠单抗联合治疗（联合化疗或抗血管治疗）等多个Ⅱ期新辅助研究在Ⅱ~ⅢA期NSCLC患者中展现出良好效果。近期，特瑞普利单抗联合含铂双药作为新辅助治疗的Ⅲ期研究 Neotorch 公布达到主要研究终点（无事件生存期）。一项研究卡瑞利珠单抗联合阿帕替尼作为ⅡA~ⅢB期（仅 $T_3N_2M_0$）新辅助治疗的Ⅱ期研究显示，MPR率为57%，pCR率为23%，显示治疗前景[19]。

（8）不完全切除患者，行二次手术 + 含铂双药方案化疗或术后放疗 + 含铂双药方案化疗。

（9）对于不适宜手术患者，可考虑采用同步放化疗，化疗方案一般参考Ⅲ期患者的方案。

参考文献

［1］ SAJI H, OKADA M, TSUBOI M, et al. Segmentectomy versus lobectomy in small-sized peripheral non-small-cell lung cancer (JCOG0802/WJOG4607L): A multicentre, open-label, phase 3, randomised, controlled, non-inferiority trial. Lancet, 2022, 399 (10335): 1607-1617.

［2］ ALTORKI N, WANG X, KOZONO D, et al. Lobar or sublobar resection for peripheral stage ⅠA non-small-cell lung cancer. N Engl J Med, 2023, 388 (6): 489-498.

［3］ ONISHI H, SHIRATO H, NAGATA Y, et al. Stereotactic body radiotherapy (SBRT) for operable stage Ⅰ non-small-cell lung cancer: Can SBRT be comparable to surgery ?. Int J Radiat Oncol Biol Phys, 2011, 81 (5): 1352-1358.

［4］ GRILLS IS, MANGONA VS, WELSH R, et al. Outcomes after stereotactic lung radiotherapy or wedge resection for stage Ⅰ non-small-cell lung cancer. J Clin Oncol, 2010, 28 (6): 928-935.

［5］ CRABTREE TD, DENLINGER CE, MEYERS BF, et al. Stereotactic body radiation therapy versus surgical resection for stage Ⅰ non-small cell lung cancer. J Thorac Cardiovasc Surg, 2010, 140 (2): 377-386.

［6］ TIMMERMAN R, PAULUS R, GALVIN J, et al. Stereotactic body radiation therapy for inoperable early stage lung cancer. JAMA, 2010, 303 (11): 1070-1076.

［7］ PALMA D, VISSER O, LAGERWAARD FJ, et al. Impact of introducing stereotactic lung radiotherapy for elderly patients with stage Ⅰ non-small-cell lung cancer: A population-based time-trend analysis. J Clin Oncol, 2010, 28 (35): 5153-5159.

［8］ SHIRVANI SM, JIANG J, CHANG JY, et al. Comparative effectiveness of 5 treatment strategies for early-stage non-small cell lung cancer in the elderly. Int J Radiat Oncol Biol Phys, 2012, 84 (5): 1060-1070.

［9］ ARRIAGADA R, BERGMAN B, DUNANT, et al. Cisplatin-based adjuvant chemotherapy in patients with completely resected non-small-cell lung cancer. N Engl J Med, 2004, 350 (4): 351-360.

［10］ ZHOU C, HE J, SU C, et al. Icotinib versus chemotherapy as adjuvant treatment for stage Ⅱ-ⅢA EGFR-mutant NSCLC (EVIDENCE): A randomized, open-label, phase 3 study. J Thorac Oncol, 2021, 16 (3): S232-S232.

［11］ WU YL, TSUBOI M, HE J, et al. Osimertinib in resected EGFR-mutated non-small-cell lung cancer. N Engl J Med, 2020, 383 (18): 1711-1723.

［12］ FELIP E, ALTORKI N, ZHOU CC, et al. Adjuvant atezolizumab after adjuvant chemotherapy in resected stage ⅠB-ⅢA non-small-cell lung cancer (IMpower010): A randomised, multicentre, open-label, phase 3 trial. Lancet, 2021, 398 (10308): 1344-1357.

［13］ FORDE PM, SPICER J, LU S, et al. Neoadjuvant nivolumab plus chemotherapy in resectable lung cancer. N Engl J Med, 2022, 386 (21): 1973-1985.

[14] O'BRIEN M, PAZ-ARES L, MARREAUD S, et al. Pembrolizumab versus placebo as adjuvant therapy for completely resected stage ⅠB-ⅢA non-small-cell lung cancer (PEARLS/KEYNOTE-091): An interim analysis of a randomised, triple-blind, phase 3 trial. Lancet Oncol, 2022, 23 (10): 1274-1286.

[15] AUPÉRIN A, LE PÉCHOUX C, ROLLAND E, et al. Meta-analysis of concomitant versus sequential radiochemotherapy in locally advanced non-small-cell lung cancer. J Clin Oncol, 2010, 28 (13): 2181-2190.

[16] O'ROURKE N, ROQUÉ I FIGULS M, FARRÉ BERNADÓ N, et al. Concurrent chemoradiotherapy in non-small cell lung cancer. Cochrane Database Syst Rev, 2010, 16 (6): CD002140.

[17] CURRAN WJ JR, PAULUS R, LANGER CJ, et al. Sequential vs. concurrent chemoradiation for stage Ⅲ non-small cell lung cancer: Randomized phase Ⅲ trial RTOG 9410. J Natl Cancer Inst, 2011, 103 (19): 1452-1460.

[18] ALBAIN KS, CROWLEY JJ, TURRISI AT Ⅲ, et al. Concurrent cisplatin, etoposide, and chest radiotherapy in pathologic stage ⅢB non-small-cell lung cancer: A Southwest Oncology Group Phase Ⅰ Study, SWOG 9019. J Clin Oncol, 2002, 20 (16): 3454-3360.

[19] ZHAO J, ZHAO L, GUO W, et al. Efficacy, safety, and biomarker analysis of neoadjuvant camrelizumab and apatinib in patients with resectable non-small-cell lung cancer: A phase 2 clinical trial. J Thorac Oncol, 2023, S1556-0864 (23): 00161-2.

基于病理类型、分期和分子分型的综合治疗

5.3 可手术ⅢA或ⅢB（$T_3N_2M_0$）期非小细胞肺癌的治疗

分期	分层	Ⅰ级推荐	Ⅱ级推荐	Ⅲ级推荐
临床ⅢA和ⅢB期（$T_3N_2M_0$）NSCLC（经PET/CT、EBUS/EUS或纵隔镜进行淋巴结分期）	$T_{3-4}N_1$或T_4N_0非肺上沟瘤（侵犯胸壁、主支气管或纵隔）	手术（2A类）+辅助化疗（1类）根治性放化疗[1]	新辅助化疗±放疗+手术（2B类）	
	$T_{3-4}N_1$肺上沟瘤	新辅助放化疗+手术+辅助化疗[2]	根治性放化疗[1]	
	同一肺叶内T_3或同侧肺不同肺叶内T_4	手术（2A类）+辅助化疗[3]（1类）		
	临床N_2单站纵隔淋巴结非巨块型转移（淋巴结短径<2cm）、预期可完全切除	手术切除（2A类）+辅助化疗±术后放疗b（2B类）根治性同步放化疗[1, 4]（1类）	新辅助化疗±放疗+手术±辅助化疗±术后放疗b（2B类）	

基于病理类型、分期和分子分型的综合治疗

可手术ⅢA或ⅢB（$T_3N_2M_0$）期非小细胞肺癌的治疗（续）

分期	分层	Ⅰ级推荐	Ⅱ级推荐	Ⅲ级推荐
临床ⅢA和ⅢB期（$T_3N_2M_0$）NSCLC（经PET/CT、EBUS/EUS或纵隔镜进行淋巴结分期）	临床 N_2 多站纵隔淋巴结转移、预期可能完全切除	根治性同步放化疗[1, 4]（1类）	新辅助化疗 ± 放疗 + 手术 ± 辅助化疗 ± 术后放疗 a、b（2B类）	
	临床 N_2 预期无法行根治性切除	参考不可手术ⅢA、ⅢB、ⅢC期非小细胞肺癌的治疗部分		
	术后病理检测为 *EGFR* 敏感突变型	根治性手术后，奥希替尼（化疗后）或埃克替尼辅助治疗[5, 6]	根治性手术患者，术后吉非替尼或厄罗替尼辅助治疗[7-8]（1B类）	
	所有可手术切除ⅢA~ⅢB期患者	根治性手术后，阿替利珠单抗辅助治疗（限PD-L1 TC ≥ 1%）[9]；含铂化疗联合纳武利尤单抗新辅助治疗[10]	根治性手术后，帕博利珠单抗辅助治疗[4]	

注： a 若术前未行新辅助放疗，术后可考虑辅助放疗。

b 术后病理 N_2 可以考虑术后放疗（2B类），但近期研究未发现术后放疗生存获益。

基于病理类型、分期和分子分型的综合治疗

【注释】

ⅢA 期 NSCLC 是高度异质性的一组疾病。根据 IASLC/UICC 第 8 版分期，ⅢA 期包括：T_3N_1、T_4N_{0-1} 和 $T_{1-2b}N_2$。在治疗前完整分期检查的基础上，根据治疗前初评是否可行完全性切除，可将ⅢA 期 NSCLC 分为 3 组：①可完全性手术切除，即 R0 切除；②可能完全性手术切除；③无法完全性切除。根据术后病理 N 分期，可将患者分为 pN_{0-1} 和 pN_2 两个亚组。对于 $T_3N_2M_0$，在 IASLC/UICC 第 8 版分期中划为ⅢB 期，对于非侵袭性 T_3，可考虑新辅助化疗 + 手术 ± 辅助化疗 ± 术后放疗，或同步放化疗；对于侵袭性 T_3，建议同步放化疗。

（1）临床判断可完全性手术切除的ⅢA 期 NSCLC

包括 T_3N_1、部分 T_4N_1（如肿瘤直接侵犯胸壁、主支气管或纵隔）伴或不伴有单站纵隔淋巴结转移的病变。对于该组患者，推荐首先进行手术切除，术后辅助含铂双药方案化疗；若术后病理 N 分期为 N_{0-1}，不需进行术后放疗；若病理分期为 N_2，是否需进行术后放疗尚存争议，详见病理 N_2 期 NSCLC 的术后放疗。另一基本策略为根治性同步放化疗[1]（详见ⅢB 期 NSCLC 的治疗）。可选策略为新辅助治疗后再行根治性切除（详见ⅢA 期 NSCLC 的新辅助治疗）。

目前，NMPA 已批准阿替利珠单抗[9]用于Ⅱ～ⅢA 期 PD-L1 TC ≥ 1% 且接受根治性手术及含铂双药化疗后的辅助治疗，本指南将"根治性手术后，阿替利珠单抗辅助治疗（限 PD-L1 TC ≥ 1%）"从Ⅱ级推荐上升至Ⅰ级推荐。

美国 FDA 已批准帕博利珠单抗用于ⅠB（$T_{2a} \geq 4cm$）～ⅢA 期 NSCLC 切除和铂类化

疗后的辅助治疗，本指南新增"根治性手术后，帕博利珠单抗辅助治疗"并作为Ⅱ级推荐。

另外，NMPA 已批准纳武利尤单抗联合含铂双药化疗用于肿瘤 ≥4cm 或淋巴结阳性的可切除 NSCLC 新辅助治疗，本指南新增"化疗联合纳武利尤单抗新辅助治疗Ⅱ~ⅢA 期 NSCLC 患者"并作为Ⅰ级推荐。

（2）局部侵犯胸壁但无纵隔淋巴结转移（T_3N_1）的肺上沟瘤

目前推荐的治疗为新辅助同步放化疗后进行完全性手术切除，2 年生存率为 50%~70%，5 年生存率为 40%。对于不能直接进行 R0 切除的ⅢA 期 NSCLC，基本策略为根治性同步放化疗（详见ⅢB 期 NSCLC 的治疗）[1-2]。可选策略为新辅助治疗后（详见ⅢA 期 NSCLC 的新辅助治疗），再评估，决定给予完全性切除或是继续放化疗至根治剂量。目前尚无高类别证据显示新辅助化疗后联合手术能够优于根治性放化疗，也无证据表明新辅助放化疗 + 手术的三联疗法能够优于化疗 + 手术或根治性放化疗的二联疗法。

对于同一肺叶内多个病灶的 T_3 病变和同侧肺不同肺叶内多个病灶的 T_4 病变，推荐治疗为肺叶切除或全肺切除术后辅助化疗[3]。对于术后病理分期 N0-1 的患者，不推荐术后放疗；对于术后 N_2 患者，除辅助化疗外（2A 类），是否需进行术后放疗尚存争议（详见病理 N_2 期 NSCLC 的术后放疗）。

（3）无法进行完全性切除的病变

如肿瘤局部侵犯很广、预计新辅助治疗后仍无法达到 R0 切除、多站纵隔淋巴结转移，首选治疗方式为根治性放化疗（1 类）[1]，目前尚无证据支持后续巩固化疗，详见ⅢB 期 NSCLC 的治疗。同步化疗方案主要包括顺铂 + 依托泊苷；卡铂 + 紫杉醇或顺铂 / 卡铂 + 培美曲塞。同步化疗首选推荐方案为顺铂＋依托泊苷[4]；放疗推荐剂量为 60~70Gy，目前尚无证据表明提高局部放疗剂量能够改善疗效。PACIFIC 研究是一项针对不可手术切除的局部晚期 NSCLC 根治性同步放化疗后，予以 PD-L1 抑制剂度伐利尤单抗巩固治疗对比安慰剂的 III 期随机对照研究。结果显示同步放化疗后度伐利尤单抗巩固治疗组的 PFS 显著优于安慰剂组（中位 PFS，16.8 个月 vs. 5.6 个月，HR=0.52，P<0.001）。且度伐利尤单抗巩固治疗组的疾病缓解率、疾病缓解维持时间、发生远处转移或死亡的时间均显著优于对照组[12]。基于 PACIFIC 研究的结果，美国 FDA 批准其用于局部晚期 NSCLC 同步放化疗后的巩固治疗。在不良反应方面，度伐利尤单抗组 3 或 4 度不良反应发生率，因不良反应导致治疗中断率要高于对照组[13]。NMPA 批准度伐利尤单抗在国内上市，用于同步放化疗后未进展的不可切除的 III 期 NSCLC 患者的巩固治疗。PACIFIC5 年更新随访数据证实度伐利尤单抗巩固治疗组的 5 年 OS 率（42.9%），显著高于对照组（33.4%）。此外，国内一项评估真实世界 PACIFIC 治疗模式的 meta 分析也得到类似的结论[14]。基于上述研究结果，对于符合条件的患者，亦鼓励参加同步放化疗后 PD-1/PD-L1 单抗巩固治疗相关临床研究。

（4）EGFR 突变阳性患者术后辅助治疗

EGFR-TKI 辅助治疗进行了广泛的探索。BR.19 以及 RADIANT 研究均探索了 TKI 在 *EGFR* 突变非选择人群中的术后辅助治疗价值，均以失败告终。EVIDENCE 研究对比了埃克替尼与标准辅助化疗在 II~IIIA 期伴 EGFR 突变 NSCLC 完全切除术后辅助治疗的疗效与安全性，埃克替尼显著延长中位 DFS（47.0 个月 vs. 22.1 个月，HR=0.36，P<0.000 1）[5]。ADAURA 研究是探索奥希替尼作为辅助治疗的 III 期临床研究，结果显示，在 II~IIIA 期

患者中，与安慰剂组相比，奥希替尼显著延长了 Ⅱ~ⅢA 期患者的中位 DFS（65.8 个月 vs. 21.9 个月，*HR*=0.23，*P*<0.001）[6]。值得注意的是，ADAURA 研究纳入了 ⅠB 期患者，但由于其属于亚组分析，且研究采用的分期为第 7 版分期，故本指南暂不将奥希替尼加入 ⅠB 期 NSCLC 患者术后辅助治疗的 Ⅰ 级推荐。对于 *EGFR* 突变阳性且接受 TKI 辅助治疗的 ⅢA 期 NSCLC，术后辅助放疗的作用和时机尚不明确。ADJUVANT 研究是吉非替尼对比长春瑞滨 + 顺铂方案的前瞻性随机、对照 Ⅲ 期临床试验。与化疗相比，吉非替尼显著延长了中位 DFS（18.0 个月 vs. 28.7 个月，*HR*=0.60，*P*=0.005 4），但未显著延长中位 OS[7]。另有一项厄洛替尼对比含铂两药化疗作为完全切除术后、伴有 *EGFR* 突变的 ⅢA 期 NSCLC 患者的辅助治疗的疗效与安全性的 Ⅱ 期临床研究（EVAN 研究）。结果显示，与化疗相比，厄洛替尼显著延长中位 DFS（42.4 个月 vs. 21.0 个月，*HR*=0.268，*P*<0.001）及中位 OS（61.1 个月 vs. 51.1 个月，*HR*=0.318，*P*=0.001 5）[8]。但来自日本的 IMPACT 研究结果显示，*EGFR* 突变阳性患者术后接受吉非替尼辅助与标准含铂双药治疗相比，无论 DFS 或 OS 均未得到统计学阳性结果，提示 EGFR 突变肺癌患者术后辅助靶向治疗尚存在争议[15]。

（5）ⅢA 期 NSCLC 的新辅助治疗

对于部分 ⅢA/N$_2$ 期 NSCLC，已有多项探讨各种新辅助治疗联合手术模式对比传统根治性放化疗的随机对照研究。迄今为止，前期发表的联合治疗模式包括诱导化疗后手术对比放疗（EORTC08941：ⅢA/N$_2$ 新辅助化疗 3 周期后随机接受手术 vs. 根治性放疗）、诱导放化疗后手术对比根治性放疗（INT0139：pN$_2$ 患者，新辅助同步放化疗后接受手术 vs. 根治性同步放疗，并都辅以 2 个周期巩固化疗）、新辅助化疗后手术对比新辅助序贯放化疗后手术（SAKK：ⅢA/N$_2$ 新辅助化疗 3 个周期后根治性手术 vs. 新辅助诱导化疗序贯放疗 44Gy/22 次后根治性手术）、新辅助化疗 + 序贯同步放化疗后根治性手术对比新辅助化疗后序贯根治性放疗（ESPATUE：ⅢA/N$_2$ 期和部分选择性ⅢB，3 个周期的 PC 方案新辅助化疗后同步放化疗，45Gy/1.5Gy，每日 2 次 ×3 周，同步 1 个周期顺铂 + 长春瑞滨，可切除病变接受推量至根治性放化疗 vs. 根治性手术）、新辅助靶向治疗后手术对比新辅助含铂双药化疗后手术（CTONG1103：ⅢA/N$_2$ 新辅助厄洛替尼治疗 42 天后接受手术 vs. 吉西他滨 + 顺铂新辅助治疗 2 个周期后手术）[16] 以及免疫检查点抑制剂（PD-1 单抗或 PD-L1 单抗）为基础的新辅助治疗后手术等。

在化疗药物时代，无论是新辅助化疗 + 手术还是新辅助放化疗 + 手术较同步放化疗均未显示出生存获益，因此，根治性同步放化疗仍是ⅢA/N$_2$ 期 NSCLC 的标准治疗。

CTONG1103 研究是一项来自中国 17 个中心的开放标签、随机对照Ⅱ期研究，针对 EGFR 敏感突变ⅢA 期（N$_2$）NSCLC 患者，比较厄洛替尼对比吉西他滨 + 顺铂（GC）方案作为新辅助治疗的疗效和安全性，共 72 例患者接受治疗，32 例（91.4%）完成了两个周期的新辅助 GC 化疗。研究未达到主要终点，厄洛替尼和 GC 新辅助治疗的 ORR 分别为 54.1% 和 34.3%（P=0.092）[16]。后续公布的 OS 数据发现两组中位 OS 差异无统计学意义。

目前多项以免疫检查点抑制剂（PD-1 单抗或 PD-L1 单抗）为基础的方案作为早中期 NSCLC 新辅助治疗的研究已经完成入组并公布了初步结果。CheckMate816 研究结果显示，对于ⅠB ~ ⅢA 期适宜手术患者，纳武利尤单抗联合化疗与单独化疗相比，显著延长中位无事件生存期（31.6 个月 vs. 20.8 个月，HR=0.63，P=0.005）。基于此，NMPA 已批准纳武利尤单抗联合含铂双药化疗用于肿瘤 ≥4cm 或淋巴结阳性的可切除 NSCLC 新辅助治疗[10]。卡瑞利珠、信迪利、替雷利珠单抗联合治疗等多个 II 期新辅助研究在 II~IIIA 期 NSCLC 患者中展现出良好效果。一项研究卡瑞利珠单抗联合阿帕替尼作为 IIA~IIIB 期（仅 $T_3N_2M_0$）新辅助治疗的 II 期研究显示，MPR 率为 57%，pCR 率为 23%。Neotorch 研究是一项随机，双盲，多中心 III 期研究，评估特瑞普利联合含铂双药化疗在可切除的 IIA~IIIB 期 NSCLC 患者中的疗效，近期公布达到主要研究终点（无事件生存期）。这些研究结果显示以 PD-1 单抗或 PD-L1 单抗为基础的新辅助治疗具有较好的应用前景，但尚需总生存数据的支持。

综上所述，根治性同步放化疗作为主要治疗模式的地位仍未动摇，对于可手术患者，新辅助治疗联合手术可作为治疗选择之一，但新辅助治疗模式（单纯化疗、序贯化放疗、同步放化疗、化疗后同步放化疗、靶向治疗以及免疫检查点抑制剂为基础的治疗）仍待进一步研究，鼓励患者参与相关的临床试验。

（6）病理 N_2 期 NSCLC 的术后放疗

以三维适形和调强放疗为代表的精确放疗技术广泛应用于肺癌的治疗，进一步降低了心脏毒性等放射损伤导致的非肿瘤病死率。迄今为止，已有多项多中心大样本回顾性研究评估了 3DCRT/IMRT 技术条件下 III-N_2 非小细胞肺癌术后放射治疗（PORT）的价值，未显示术后放疗获益[17]。

Urban 等对 SEER 数据库 1998 年—2009 年手术切除的 4 773 例 pN_2 患者的分析显示，PORT 组的死亡风险显著降低（HR=0.9，P=0.026）。在辅助化疗已经成为淋巴结转移

NSCLC 完全性切除术后标准治疗的前提下，Mikell 等针对 NCDB 数据库 2004 年—2006 年接受化疗的 2 115 例 pN_2 患者进行 PORT 的作用分析，结果 PORT 显著改善了患者的总生存期，两组中位生存期分别为 42 个月和 38 个月，5 年 OS 分别为 39.8% 和 34.7%（$P=0.048$），多因素分析也显示 PORT 是显著改善生存的独立预后因素（$HR=0.87$，$P=0.026$）。Robinson 等对 NCDB 数据库 2006 年—2010 年接受化疗的 4 483 例 pN_2 期 NSCLC 进行分析，结果同样显示 PORT 显著提高了中位生存（45.2 个月 vs. 40.7 个月）和 5 年 OS（39.3% vs. 34.8%，$P=0.014$），而且多因素分析显示 PORT 是独立的预后因素（$HR=0.888$，$P=0.029$）。

上述研究结果均显示 PORT 可能改善 Ⅲ-N_2 期 NSCLC 患者的总生存。但是老年患者因为合并症多、对放疗耐受性差，接受 PORT 是否也能同样获益还需要进一步的研究。Wisnivesky 等对 1992 年—2005 年 SEER 数据库中 ≥65 岁、接受根治性切除的 pN_2 期 NSCLC 患者进行分析，其中术后放疗组 710 例，对照组 597 例，PORT 与对照组相比年龄更小、经济情况更好，其他临床特性两组具有可比性。结果 PORT 未能改善老年患者的总生存，$HR=1.11$（$P=0.30$），研究者建议对 N_2 期 NSCLC 开展 PORT 的随机分组研究。

目前国内外针对完全切除术加辅助化疗后的 Ⅲ A-N_2 患者采用 3DCRT/IMRT 的随机分组研究主要有三组。美国 1998 年—2000 年开展了 CALGB9734 随机分组研究，入组条件为完全性切除的 pⅢ A-N_2 非小细胞肺癌，术后接受 2~4 周期 PC 方案辅助化疗后，随机分入 PORT 组和观察组，放疗采用 3DCRT 技术，50Gy/25 次。预期入组 480 例患者，但是实际上仅完成 37 例，放疗组和对照组患者 1 年的生存率（74% vs. 72%）和无复发生存率差异均无统计学意义，研究因入组缓慢而失败。欧洲自 2007 年启动了随机对照Ⅲ期临床研究（LungART）[18]，研究采用三维精确放疗技术，共入组 501 例接受完整根治性手术的 III A-N$_2$ 期 NSCLC 患者，经过中位 4.8 年的随访，初步结果显示：虽然 PORT 使纵隔复发率降低超过 20%（46.1% vs. 25.0%），但并没有显著改善术后复发率和总生存（PORT 组和对照组 3 年 DFS，47.1% vs. 43.8%；3 年 OS，66.5% vs. 68.5%）。国家癌症中心 / 中国医学科学院肿瘤医院放疗科牵头启动的 "N$_2$（III A 期）非小细胞肺癌术后化疗后三维精确放射治疗多中心随机对照 III 期临床研究"（PORT-C），针对完全性切除 III A-N$_2$ 非小细胞肺癌患者，术后进行 4 个周期的含铂方案化疗，辅助化疗结束后进行全面复查，未出现肿瘤复发者随机进入 PORT 组和观察组。共纳入 394 例患者，中位随访时间 46 个月时，PORT 有延长 DFS 的趋势但未达到统计学差异（3 年 DFS，40.5% vs. 32.7%，P=0.20），并且未能改善 OS（3 年 OS，78.3% vs. 82.8%，P=0.93），安全性方面未观察到 4 或 5 级放疗相关不良事件[17]。在以上两项 III 期临床研究数据的共同支持下，总体而言，术后放疗不能改善总体人群的 DFS 和 OS，未来需要进一步研究 PORT 可能获益的患者，以及复发后局部放疗挽救的时机与方式。

目前术后放疗推荐采用三维适形或调强技术，靶区主要包括同侧肺门（残端）、同侧纵隔和隆突下等局部区域复发的高危区域，总剂量 50~54Gy。

参考文献

[1] FURUSE K, FUKUOKA M, KAWAHARA M, et al. Phase III study of concurrent versus sequential thoracic radiotherapy in combination with mitomycin, vindesine, and cisplatin in unresectable stage III non-small-cell lung cancer. J Clin Oncol, 1999, 17 (9): 2692-2699.

[2] RUSCH VW, GIROUX DJ, KRAUT MJ, et al. Induction chemoradiation and surgical resection for superior sulcus non-small-cell lung carcinomas: Long-term results of Southwest Oncology Group Trial 9416 (Intergroup Trial 0160). J Clin Oncol, 2007, 25 (3): 313-318.

[3] ADEBONOJO SA, MORITZ DM, DANBY CA. The results of modern surgical therapy for multiple primary lung cancers. Chest, 1997, 112 (3): 693-701.

[4] LIANG J, BI N, WU S, et al. Etoposide and cisplatin vs paclitaxel and carboplatin with concurrent thoracic radiotherapy in unresectable stage III non-small cell lung cancer: A multicenter randomized phase III trial. Ann Oncol, 2017, 28 (4): 777-783.

[5] ZHOU C, HE J, SU C, et al. Icotinib versus chemotherapy as adjuvant treatment for stage II-IIIA EGFR-mutant NSCLC (EVIDENCE): A randomized, open-label, phase 3 study. J Thorac Oncol, 2021, 16 (3): S232-S233.

[6] HERBST RS, WU YL, JOHN T, et al. Adjuvant osimertinib for resected EGFR-mutated stage IB-IIIA non-small-cell lung cancer: Updated results from the phase III randomized ADAURA trial. J Clin Oncol, 2023: JCO2202186.

[7] ZHONG WZ, WANG Q, MAO WM, et al. Gefitinib versus vinorelbine plus cisplatin as adjuvant treatment for stage II-IIIA (N1-N2) EGFR-mutant NSCLC (ADJUVANT/CTONG1104): A ran-domised, open-label, phase 3 study. Lancet Oncol, 2018, 19 (1): 139-148.

［8］ YUE D, XU S, WANG Q, et al. Erlotinib versus vinorelbine plus cisplatin as adjuvant therapy in Chinese patients with stage ⅢA EGFR mutation-positive non-small-cell lung cancer (EVAN): A randomised, open-label, phase 2 trial. Lancet Respir Med, 2018, 6 (11): 863-873.

［9］ FELIP E, ALTORKI N, ZHOU CC, et al. Adjuvant atezolizumab after adjuvant chemotherapy in resected stage ⅠB-ⅢA non-small-cell lung cancer (IMpower010): A randomised, multicentre, open-label, phase 3 trial. Lancet, 2021, 398 (10308): 1344-1357.

［10］ FORDE PM, SPICER J, LU S, et al. Neoadjuvant nivolumab plus chemotherapy in resectable lung cancer. N Engl J Med, 2022, 386 (21): 1973-1985.

［11］ O'BRIEN M, PAZ-ARES L, MARREAUD S, et al. Pembrolizumab versus placebo as adjuvant therapy for completely resected stage ⅠB-ⅢA non-small-cell lung cancer (PEARLS/KEYNOTE-091): An interim analysis of a randomised, triple-blind, phase 3 trial. Lancet Oncol, 2022, 23 (10): 1274-1286.

［12］ ANTONIA SJ, VILLEGAS A, DANIEL D, et al. Durvalumab after chemoradiotherapy in stage Ⅲ non-small-cell lung cancer. N Engl J Med, 2017, 377 (20): 1919-1929.

［13］ ANTONIA SJ, VILLEGAS A, DANIEL D, et al. Overall survival with durvalumab after chemora-diotherapy in stage Ⅲ NSCLC. N Engl J Med, 2018, 379 (24): 2342-2350.

［14］ WANG Y, ZHANG T, HUANG YL, et al. Real-world safety and efficacy of consolidation durvalumab after chemoradiation therapy for stage Ⅲ non-small cell lung cancer: A systematic review and meta-analysis. Int J Radiat Oncol Biol Phys, 2021: S0360-3016 (21) 03422-2.

［15］ TADA H, MITSUDOMI T, MISUMI T, et al. Randomized phase Ⅲ study of gefitinib versus cisplatin plus vinorelbine for patients with resected stage Ⅱ-ⅢA non-small-cell lung cancer with *EGFR* Mutation (IMPACT). J Clin Oncol, 2022, 40 (3): 231-241.

［16］ ZHONG WZ, CHEN KN, CHEN C, et al. Erlotinib versus gemcitabine plus cisplatin as neoad-juvant treatment of stage ⅢA-N2 EGFR-mutant non-small-cell lung cancer (EMERGING-CTONG 1103): A randomized phase Ⅱ study. J Clin Oncol, 2019, 37 (25): 2235-2245.

[17] HUI ZG, MEN Y, HU C, et al. Effect of postoperative radiotherapy for patients with piiia-n2 non-small cell lung cancer after complete resection and adjuvant chemotherapy: The phase 3 PORT-C randomized clinical trial. JAMA Oncol, 2021, 7 (8): 1178-1185.

[18] LE PECHOUX C, POUREL N, BARLESI F, et al. Postoperative radiotherapy versus no postoperative radiotherapy in patients with completely resected non-small-cell lung cancer and proven mediastinal N2 involvement (Lung ART): An open-label, randomised, phase 3 trial. Lancet Oncol, 2022, 23 (1): 104-114.

5.4 不可手术ⅢA、ⅢB、ⅢC期非小细胞肺癌的治疗

分期	分层	Ⅰ级推荐	Ⅱ级推荐	Ⅲ级推荐
不可切除ⅢA期、ⅢB期、ⅢC期NSCLC	PS=0~1	1. 多学科团队讨论 2. 根治性同步放化疗[1-2] **放疗**：三维适形调强/图像引导适形调强放疗[3-6]；累及野淋巴结区域放疗[7-9] **化疗**： 　　顺铂+依托泊苷 　　顺铂/卡铂+紫杉醇 　　顺铂+多西他赛 　　顺铂或卡铂+培美曲塞（非鳞癌） 3. 度伐利尤单抗作为同步放化疗后的巩固治疗[10-11] 4. 舒格利单抗作为同步或序贯放化疗后的巩固治疗[12]	1. 序贯化疗+放疗[13] 　　（2A类） **化疗**： 　　顺铂+紫杉醇 　　顺铂+长春瑞滨 **放疗**：三维适形放疗[3] 2. MDT讨论评价诱导治疗后降期手术的可行性，如能做到完全性切除，诱导治疗后手术治疗	

分期	分层	Ⅰ级推荐	Ⅱ级推荐	Ⅲ级推荐
不可切除ⅢA期、ⅢB期、ⅢC期NSCLC	PS=2	1. 单纯放疗：三维适形放疗[3] 2. 序贯放疗 + 化疗[12] **放疗**：三维适形调强 / 图像引导适形调强放疗；累及野淋巴结区域放疗[7-9] **化疗**： 卡铂 + 紫杉醇 顺铂或卡铂 + 培美曲塞（非鳞癌）	• 单纯化疗：化疗方案参考Ⅳ期无驱动基因突变 NSCLC方案 • 靶向治疗：靶向治疗方案参考Ⅳ期驱动基因阳性 NSCLC方案（限驱动基因阳性患者）	

不可切除ⅢA期、ⅢB期、ⅢC期主要指有如下影像或淋巴结病理性证据：

1. 同侧纵隔淋巴结多枚转移成巨大肿块或多站转移（ⅢA：$T_{1-2}N_2$ 或ⅢB：$T_{3-4}N_2$）。

2. 对侧肺门、纵隔淋巴结，或同、对侧斜角肌或锁骨上淋巴结转移（ⅢB：$T_{1-2}N_3$；ⅢC：$T_{3-4}N_3$）。

3. 病灶侵犯心脏、主动脉和食管（ⅢA：T_4N_{0-1}）。

同步放化疗方案：

EP：顺铂 50mg/m²，d1、d8、d29、d36；依托泊苷 50mg/m²，d1~5、d29~33

PC：卡铂 AUC 2，紫杉醇 45~50mg/m²，每周

AP：顺铂 75mg/m²，d1；培美曲塞 500mg/m²，d1，每 3 周重复（非鳞癌）

AC：卡铂 AUC 5，d1；培美曲塞 500mg/m²，d1，每 3 周重复（非鳞癌）

DP：顺铂 20mg/m²，多西他赛 20mg/m²，每周

放疗方案：（60~66）Gy/（30~33）次 /（6~7）周。

【注释】

第 8 版 IASLC/UICC 肺癌分期指南已广泛应用，因此本指南中添加了关于ⅢC 期的相关治疗推荐，同时对推荐表格下方的备注部分进行了相应的修改。

本指南中，有根治性治疗可能（意愿）且 PS 评分良好的患者，如放疗设备、放疗计划的剂量参数符合剂量学要求，则推荐同步放化疗[1-2]。对于放射治疗，至少应予以患者基于 CT 定位的三维适形放疗（3D-CRT）[3]。推荐采用常规剂量分割方式，靶区剂量（60~66）Gy/（30~33）次 /（6~7）周。RTOG 0617 研究[4]表明，进一步增加放疗总剂量至 74Gy 并不能提高疗效。非计划性放疗中断导致的放疗总治疗时间延长，不利于放疗疗效的提高。超分割或加速超分割放疗的相关临床研究表明，缩短总治疗时间能显著改善长期生存[5-6]，但这类放疗技术引起放疗并发症的可能性更高，其临床实用性受到一定限制，目前只能在一些选择性患者中开展。关于纵隔淋巴结预防放疗，同步放化疗或序贯化放疗，均推荐基于 PET/CT 检查和 IMRT 现代放射治疗技术进行累及野的选择性淋巴结区域照射[7-9]。

PACIFIC 研究是一项针对不可手术切除的局部晚期 NSCLC 根治性同步放化疗后，予以 PD-L1 抑制剂度伐利尤单抗巩固治疗对比安慰剂的 III 期随机对照研究。结果显示同步放化疗后度伐利尤单抗巩固治疗组的 PFS 显著优于安慰剂组（中位 PFS，16.8 个月 vs. 5.6 个月，P<0.001），且度伐利尤单抗巩固治疗组的疾病缓解率、疾病缓解维持时间、发生远处转移或死亡的时间均显著优于对照组[10]。在不良反应方面，度伐利尤单抗组 3 或 4 度不良反应发生率，因不良反应导致治疗中断率要高于对照组[11]。

部分因各种原因不能耐受同步放化疗的患者，可以采用序贯化疗 - 根治性放疗模式，研究证实该治疗策略较单纯放疗可改善生存获益[13]。对于序贯化疗或同步放化疗未进展患者，GEMSTONE-301 研究显示，舒格利单抗巩固治疗对比安慰剂显著延长了无进展生存期（中位 10.5 个月 vs. 6.2 个月，HR=0.65；同步放化疗组：15.7 个月 vs. 8.3 个月，HR=0.71；序贯放化疗组：8.1 个月 vs. 4.1 个月，HR=0.57）[12]。NMPA 已批准舒格利单抗作为同步或序贯放化疗后的巩固治疗用于不可手术局部晚期 NSCLC，故本指南将"舒格利单抗作为同步或序贯放化疗后的巩固治疗"从 III 级推荐上升至 I 级推荐。有证据表明，诱导化疗后行同步放化疗不优于直接同步放化疗[14]，同样，III 期临床研究没有显示出放化疗后加巩固化疗对患者有长期生存获益[15]。

对于 PS=2，难以耐受同步放化疗的患者，单纯放疗或序贯放疗 + 化疗为推荐的治疗模式，序贯放疗 + 化疗能够进一步提高患者生存获益。单纯根治性放疗可用于因 PS=2 或严重合并症而不适合放化综合治疗策略的患者，通过提高患者治疗耐受性而获得潜在的生存获益。对于难以耐受或不愿接受放疗的患者，可予以化疗，化疗方案参照 IV 期驱动基因阴性患者 NSCLC 中的化疗方案推荐，根据患者的不同病理类型，选择适宜的化疗方案。

不可切除患者经诱导治疗后可否手术目前存在较多争议，尚无一个明确的推荐指南。提示对这类患者在治疗开始时应该进行有效的个体化多学科会诊，其重要性可能远胜于一个设计好的精确治疗路径或协议。新近研究（ESPATUE）显示，部分不可切除的Ⅲ期患者经诱导化疗或放化疗后获益，T、N分期明显降期，转变为可手术切除。手术切除和根治性放化疗比较，尽管术后PFS和OS没有增加，但亚组分析显示选择性患者（T_3N_2，T_4N_{0-1}）（AJCC第7版分期指南）有明显的长期生存获益，尤以ⅢB（T_4N_{0-1}）显著。总之，目前没有1类证据推荐常规新辅助放疗或放化疗加手术的治疗模式。目前除临床研究外，新辅助放疗没有适应证。新辅助治疗后可切除的Ⅲ期患者，如切缘（+），患者临床条件许可，可术后同步放化疗，如切缘（−），可行序贯术后化疗-放疗，术后放疗可提高患者的局部控制率。

非随机研究显示，一些先进放疗技术如4D-CT或PET/CT模拟技术，结合IGRT、VMAT、TOMO和质子放疗对比常规3D-CRT和IMRT放疗，可减少放疗毒性，改善疗效。但实施这类新技术应参考ACR-ASTRO放疗实践指南，进行临床研究。目前尚无同步放疗+TKI治疗不可切除ⅢA期、ⅢB期、ⅢC期非小细胞肺癌生存获益的临床证据。

参考文献

[1] CURRAN WJ JR, PAULUS R, LANGER CJ, et al. Sequential vs. concurrent chemoradiation for stage Ⅲ non-small cell lung cancer: Randomized phase Ⅲ trial RTOG 9410. J Natl Cancer Inst, 2011, 103 (19): 1452-1460.
[2] AUPÉRIN A, LE PÉCHOUX C, ROLLAND E, et al. Meta-analysis of concomitant versus sequential radiochemo-therapy in locally advanced non-small-cell lung cancer. J Clin Oncol, 2010, 28 (13): 2181-2190.

［3］ CHEN AB, NEVILLE BA, SHER DJ, et al. Survival outcomes after radiation therapy for stage Ⅲ non-small-cell lung cancer after adoption of computed tomography-based simulation. J Clin Oncol, 2011, 29 (17): 2305-2311.

［4］ BRADLEY JD, PAULUS R, KOMAKI R, et al. Standard-dose versus high-dose conformal radio-therapy with concurrent and consolidation carboplatin plus paclitaxel with or without cetuximab for patients with stage ⅢA or ⅢB non-small-cell lung cancer (RTOG 0617): A randomised, two-by-two factorial phase 3 study. Lancet Oncol, 2015, 16 (2): 187-199.

［5］ MAUGUEN A, LE PÉCHOUX C, SAUNDERS MI, et al. Hyperfractionated or accelerated radiotherapy in lung cancer: An individual patient data meta-analysis. J Clin Oncol, 2012, 30 (22): 2788-2797.

［6］ REYMEN B, VAN BAARDWIJK A, WANDERS R, et al. Long-term survival of stage T4N0-1 and single station ⅢA-N2 NSCLC patients treated with definitive chemoradiotherapy using individualised isotoxic accelerated radiotherapy (INDAR). Radiother Oncol, 2014, 110 (3): 482-487.

［7］ BELDERBOS JS, KEPKA L, SPRING KONG FM, et al. Report from the International Atomic Energy Agency (IAE A) consultants'meeting on elective nodal irradiation in lung cancer: Non-small-cell lung cancer (NSCLC). Int J Radiat Oncol Biol Phys, 2008, 72 (2): 335-342.

［8］ YUAN S, SUN X, LI M, et al. A randomized study of involved-field irradiation versus elective nodal irradiation in combination with concurrent chemotherapy for inoperable stage Ⅲ nonsmall cell lung cancer. Am J Clin Oncol, 2007, 30 (3): 239-244.

［9］ CHEN M, BAO Y, MA HL, et al. Involved-field radiotherapy versus elective nodal irradiation in combination with concurrent chemotherapy for locally advanced non-small cell lung cancer: A prospective randomized study. Biomed Res Int, 2013, 2013: 371819.

［10］ ANTONIA SJ, VILLEGAS A, DANIEL D, et al. Durvalumab after chemoradiotherapy in stage Ⅲ non-small-cell lung cancer. N Engl J Med, 2017, 377 (20): 1919-1929.

基于病理类型、分期和分子分型的综合治疗

［11］ ANTONIA SJ, VILLEGAS A, DANIEL D, et al. Overall survival with durvalumab after chemora-diotherapy in stage Ⅲ NSCLC. N Engl J Med, 2018, 379 (24): 2342-2350.

［12］ ZHOU Q, CHEN M, JIANG O, et al. Sugemalimab versus placebo after concurrent or sequential chemo-radiotherapy in patients with locally advanced, unresectable, stage Ⅲ non-small-cell lung cancer in China (GEMSTONE-301): Interim results of a randomised, double-blind, multicentre, phase 3 trial. Lancet Oncol, 2022, 23 (2): 209-219.

［13］ BELDERBOS J, UITTERHOEVE L, VAN ZANDWIJK N, et al. Randomised trial of sequential versus concur-rent chemoradiotherapy in patients with inoperable non-small cell lung cancer (EORTC 08972-22973). Eur J Can-cer, 2007, 43 (1): 114-121.

［14］ VOKES EE, HERNDON JE 2nd, KELLEY MJ, et al. Induction chemotherapy followed by chemoradiotherapy com-pared with chemoradiotherapy alone for regionally advanced unresectable stage Ⅲ non-small-cell lung cancer: Can-cer and Leukemia Group B. J Clin Oncol, 2007, 25 (13): 1698-1704.

［15］ AHN JS, AHN YC, KIM JH, et al. Multinational randomized phase Ⅲ trial with or without consolida-tion chemo-therapy using docetaxel and cisplatin after concurrent chemoradiation in inoperable stage Ⅲ non-small-cell lung cancer: KCSG-LU05-04. J Clin Oncol, 2015, 33 (24): 2660-2666.

基于病理类型、分期和分子分型的综合治疗

5.5　IV期驱动基因阳性非小细胞肺癌的治疗

5.5.1　*EGFR* 突变非小细胞肺癌的治疗

分期	分层	Ⅰ级推荐	Ⅱ级推荐	Ⅲ级推荐
IV期 *EGFR* 敏感突变 NSCLC 一线治疗 a, b, c		奥希替尼 阿美替尼 伏美替尼 阿法替尼 达可替尼 吉非替尼 厄洛替尼 埃克替尼 [1-7]	• 吉非替尼或厄洛替尼 + 化疗（PS=0~1）[8] （2A 类） • 厄洛替尼 + 贝伐珠单抗 [9, 10] （2A 类） • 含铂双药化疗 ± 贝伐珠单抗（非鳞癌）d （2A 类）	
IV 期 *EGFR* 20 外显子插入突 变 NSCLC 一 线治疗		参考IV期无驱动基因 NSCLC 的一线治疗		

EGFR 突变非小细胞肺癌的治疗（续）

分期	分层	I 级推荐	II 级推荐	III 级推荐
IV 期 *EGFR* 敏感突变 NSCLC 耐药后治疗 e	寡进展或 CNS 进展	继续原 EGFR-TKI 治疗 + 局部治疗[11]（2A 类）	再次活检明确耐药机制	
	广泛进展	• 一/二代 TKI 一线治疗失败再次活检 T790M 阳性者：奥希替尼[12] 或阿美替尼[13] 或伏美替尼[14]（3 类） • 再次活检 T790M 阴性者或者三代 TKI 治疗失败：含铂双药化疗 ± 贝伐珠单抗（非鳞癌）（2A 类）	• 再次检测 T790M 阳性者：含铂双药化疗 ± 贝伐珠单抗（非鳞癌）（2A 类） • 再次活检评估其他耐药机制	培美曲塞 + 顺铂 + 贝伐珠单抗 + 信迪利单抗 f[15]
IV 期 *EGFR* 敏感突变 NSCLC 靶向及含铂双药失败后治疗	PS=0~2	单药化疗	• 单药化疗 + 贝伐珠单抗（非鳞癌）（2A 类） • 安罗替尼（2A 类）	

分期	分层	Ⅰ级推荐	Ⅱ级推荐	Ⅲ级推荐
Ⅳ期 EGFR20 外显子插入突变后线治疗		莫博赛替尼[16]（3类）	参考Ⅳ期无驱动基因 NSCLC 的后线治疗	Amivantamab[17]（3类）

注：a. 驱动基因阳性鳞癌参照非鳞癌，本部分主要涉及多发转移患者，寡转移参考本指南其他相应内容。

b. 确诊 EGFR 突变前由于各种原因接受了化疗的患者，在确诊 EGFR 突变后除推荐参考本指南选择 EGFR-TKI 外，也可在疾病进展或不能耐受当前治疗时参考本指南一线治疗。

c. 部分患者确诊晚期 NSCLC 后因为各种原因未能明确基因类型，一线接受化疗的患者进展后活检明确诊断为 EGFR 突变，治疗参考本指南一线治疗。

d. 具体药物可参考本指南驱动基因阴性Ⅳ期 NSCLC 治疗部分。

e. 耐药后进展模式根据进展部位和是否寡进展划分为以下两种类型。

寡进展或 CNS 进展：局部孤立病灶进展或者中枢神经系统病灶进展。

广泛进展：全身或多部位病灶显著进展。

f. 限一/二代 EGFR TKI 耐药且 T790M 阴性或三代 EGFR TKI 治疗失败患者。

【注释】

EGFR 突变阳性晚期 NSCLC 患者一线治疗的多个随机对照研究显示，吉非替尼、厄洛替尼、埃克替尼、阿法替尼对比化疗均可显著改善患者的 PFS，且 3 度及以上不良反应显著低于化疗[3, 5-7]。LUX-Lung7、ARCHER 1050 研究[4]、FLAURA、AENEAS[1] 和 FURLONG 研究分别显示阿法替尼、达可替尼、奥希替尼、阿美替尼和伏美替尼疗效优于一代 TKI，奠定了第一代 EGFR-TKI 吉非替尼、厄洛替尼、埃克替尼，第二代 TKI 阿法替尼、达可替尼以及第三代 TKI 奥希替尼、阿美替尼和伏美替尼在 EGFR 突变晚期 NSCLC 一线治疗的地位。NMPA 已批准伏美替尼一线治疗适应证并纳入医保，因此本指南新增"伏美替尼用于Ⅳ期 EGFR 敏感突变 NSCLC 一线治疗"并作为 I 级推荐。

二代 EGFR-TKI 较一代 EGFR-TKI 具有更优的疗效，但不良反应也显著增加，ARCHER 1050 研究中接受达可替尼治疗的患者，近 2/3 因不良反应需要进行剂量调整。FLAURA 研究显示三代 EGFR-TKI 奥希替尼较一代 EGFR-TKI 显著延长中位 PFS（18.9 个月 vs. 10.2 个月，$P < 0.001$）和中位 OS（38.6 个月 vs. 31.8 个月，$P = 0.046\,2$），但亚裔亚组分析 OS 无明显差异。AENEAS 研究显示阿美替尼一线治疗对比吉非替尼显著延长中位 PFS（19.3 个月 vs. 9.9 个月，$HR = 0.46$，$P < 0.000\,1$）[1]。FURLONG 研究显示伏美替尼一线治疗对比吉非替尼可显著延长中位 PFS（20.8 个月 vs. 11.1 个月，$HR = 0.44$，$P < 0.000\,1$）。在贝福替尼作为一线治疗晚期 EGFR 突变 NSCLC 患者的Ⅲ期临床研究中，对比埃克替尼组，贝福替尼组显示出更优的中位 PFS（22.1 个月 vs. 13.8 个月，$HR = 0.49$，$P < 0.000\,1$）。目前，贝福替尼尚未获批上市。

联合治疗模式，包括 EGFR-TKI 联合化疗或抗血管生成治疗，也为 EGFR 突变阳性患者一线治疗的选择。Ⅱ期随机对照 JMIT 研究中[8]，吉非替尼联合培美曲塞组 PFS 优于吉非替尼单药（中位 PFS，15.8 个月 vs. 10.9 个月，$P=0.029$）。Ⅲ期研究 NEJ009 以及印度开展的Ⅲ期研究探讨 TKI 联合含铂双药化疗，结果均显示吉非替尼联合培美曲塞 + 卡铂组较吉非替尼单药组显著延长 PFS，并且 OS 也显著延长。

NEJ026 研究是一项在日本开展的随机、开放、多中心Ⅲ期临床试验。结果显示：贝伐珠单抗联合厄洛替尼相比厄洛替尼单药一线治疗晚期 *EGFR* 敏感突变型非鳞 NSCLC，虽可显著延长患者的中位 PFS（16.9 个月 vs. 13.3 个月，$HR=0.605$），但两组中位 OS 差异无统计学意义（50.7 个月 vs. 46.2 个月，$HR=1.007$）。Ⅲ期随机对照研究 CTONG1509[9] 也证实贝伐珠单抗与厄洛替尼联合方案相比厄洛替尼单药显著延长患者的 PFS（中位 PFS，18.0 个月 vs. 11.3 个月，$P<0.001$）。也有研究提示贝伐珠单抗联合厄洛替尼对伴有脑转移 *EGFR* 突变患者具有更优的疗效[10]。

由于靶向治疗耐药后治疗手段增多，虽有研究显示部分 EGFR-TKI 耐药的患者继续接受靶向治疗仍有短暂获益，EGFR-TKI 耐药后缓慢进展的患者也应该尽快接受后续有效的抗肿瘤治疗。根据进展部位和是否寡进展划分为两种类型：寡进展 /CNS 进展型和广泛进展型。对于寡进展 /CNS 进展患者，多个回顾性分析显示继续原 EGFR-TKI 治疗联合局部治疗可获益[11]。同时，由于三代 EGFR-TKI 奥希替尼、阿美替尼、伏美替尼对于中枢神经转移病灶有效率高，寡进展 /CNS 进展的患者亦推荐行驱动基因突变检测，辅助指导后续治疗。

EGFR-TKI 耐药后再活检耐药机制分析显示 T790M 突变为 50% 左右。对比奥希替尼和铂类双药化疗治疗 TKI 耐药后 T790M 阳性的 NSCLC 的随机Ⅲ期 AURA3 临床研究[12]显示，奥希替尼显著延长 PFS（中位 PFS，10.1 个月 vs. 4.4 个月，$P<0.001$）。AURA17 研究进一步在亚裔人群中评估了奥希

替尼治疗 TKI 耐药后 T790M 阳性患者的疗效，BIRC 评估的 ORR 为 62%，中位 PFS 为 9.7 个月，中位 OS 为 23.2 个月。阿美替尼治疗一代 EGFR-TKI 进展的 T790M 阳性的 NSCLC 的多中心、单臂Ⅱ期临床研究显示 ORR 为 68.4%，且耐受性好[13]。第三代 EGFR-TKI 伏美替尼治疗 *EGFR T790M* 突变晚期 NSCLC 受试者的ⅡB 期临床研究（NCT03452592）[14]，结果显示 ORR 为 74%，DCR 为 94%，PFS 为 9.6 个月。此外，多个国产三代 EGFR-TKI，包括奥瑞替尼、瑞泽替尼、贝福替尼、ASK1200[21-24]在 TKI 耐药后 T790M 阳性 NSCLC 治疗中也显示出良好的疗效，ORR 在 60% 左右，中位 PFS 12 个月左右，目前 CDE 已受理上市申请。

EGFR 外显子 20 插入突变占所有 *EGFR* 突变的 4%~12%。莫博赛替尼（Mobocertinib，TAK-788）治疗含铂化疗期间或之后进展的 *EGFR* ex20ins 突变 NSCLC 患者的Ⅰ/Ⅱ期临床研究[16]结果显示：中位 OS 为 24.0 个月，中位 PFS 为 7.3 个月，ORR 为 28%，且安全可控。CHRYSALIS 研究[17]结果显示 EGFR/MET 双特异性抗体 Amivantamab 用于治疗 EGFR 20ins 局部晚期或转移性 NSCLC，ORR 为 40%，PFS 为 8.3 个月，OS 为 22.8 个月。基于此，2021 年美国 FDA 批准 Amivantamab 上市。目前，NMPA 已批准莫博赛替尼用于含铂化疗进展后的 EGFR 20ins NSCLC 治疗。在中国Ⅱ期单臂注册 WU-KONG6 临床研究中，舒沃替尼治疗 EGFR 20ins 突变 ORR 在总体人群达到 59.8%，目前该药物已获得 CDE 突破性治疗药物品种认定。

基于 LUX-Lung 2、3、6 合并分析阿法替尼治疗少见突变的研究[18]，阿法替尼还被美国 FDA 批准用于 18~21 外显子少见位点突变（*Leu861Gln、Gly719Ser、Gly719Ala、Gly719Cys、Ser768Ile*）患者的治疗。此外，联合小分子抗血管抑制剂阿帕替尼一线治疗 *EGFR* 突变 NSCLC 的 ACTIVE 研究也显示出阳性结果，共 313 例患者入组研究，阿帕替尼与吉非替尼联合组的中位 PFS（IRCC）为 13.7 个月（*HR*=0.71，

95% CI 0.54~0.95，P=0.018 9），较单纯吉非替尼治疗组延长了 3.5 个月，但 NMPA 尚未批准[19]。

若 EGFR 靶向耐药后不存在 T790M 突变，化疗目前仍为经典的治疗选择。IMPRESS 研究在一线吉非替尼耐药后的患者中对比了化疗和化疗联合吉非替尼的疗效，联合用药的患者的 PFS 并没有延长，吉非替尼联合化疗组 OS 反而低于单纯化疗组（中位 OS，13.4 个月 vs. 19.5 个月，HR=1.44，P=0.016）。一项特瑞普利单抗联合化疗用于 EGFR-TKI 治疗失败的 *EGFR* 突变阳性 T790M 阴性晚期 NSCLC 患者的 II 临床研究结果[20]显示 ORR 达 50%，DCR 达 87.5%，中位 DoR 为 7.0 个月，整体人群 PFS 达 7.0 个月。多个 III 临床研究正在探讨化疗联合免疫治疗在 EGFR-TKI 耐药患者中的地位。对于免疫联合治疗，IMpower150 研究入组了 *EGFR* 及 *ALK* 阳性的患者，结果提示阿替利珠单抗 + 化疗 + 贝伐珠单抗的疗效相比阿替利珠单抗 + 化疗或化疗 + 贝伐珠单抗都有显著提高，客观缓解率达 71%，中位 PFS 达 10.2 个月，中位 OS 超过 25 个月；既往接受过 EGFR-TKI 靶向治疗的患者仍能从四药联合治疗中获益。欧盟 2019 年批准了这一四药联合方案，包括作为 EGFR-TKI 耐药后患者的后线治疗，但这一方案在 *EGFR* 突变患者中的应用前景，期待 IMpower151 临床研究结果的公布。III 期 ORIENT-31 临床研究中期分析显示，信迪利单抗 + 贝伐珠单抗 + 化疗对比安慰剂 + 化疗，显著延长了无进展生存期（6.9 个月 vs. 4.3 个月，HR=0.464，P<0.000 1）[15]。本指南将其作为携带 *EGFR* 敏感突变晚期 NSCLC 的 TKI 治疗后广泛进展的 III 级推荐方案。ORIENT-31 在 2022 年 ESMO 年会上公布了信迪利单抗 + 化疗对比安慰剂 + 化疗的分析数据，结果显示：与化疗相比，信迪利单抗 + 化疗显著延长了中位 PFS 延长（5.5 个月 vs. 4.3 个月；HR=0.723，P=0.018 1）。但在另一项评估在 EGFR-TKI 耐药后标准含铂化疗基础上联合免疫治疗的随机 III 期试验 CheckMate 722 研究中，相比于单独化疗，化疗联合纳武利尤单抗并未显著改善患者中位 PFS（5.6 个月 vs. 5.4 个月，HR=0.75，P= 0.053）。

近期公布的 KEYNOTE-789 研究结果也未能证实化疗联合帕博利珠单抗可为患者带来 PFS 和 OS 获益。因此，基于目前临床研究数据，EGFR-TKI 耐药后，化疗联合免疫治疗的疗效还存在一定争议，化疗 + 免疫治疗是否成为 TKI 耐药后的治疗选择尚需进一步探索。

其他 EGFR-TKI 耐药的原因还包括 *EGFR* 扩增、*MET* 扩增、*HER-2* 扩增、*PIK3CA* 突变、*BRAF* 突变以及 SCLC 转换等原因，目前针对 *BRAF*、*HER-2*、*MET* 等多个靶点都有相应的临床试验在进行中，EGFR-TKI 耐药后可进行再活检明确耐药原因以指导下一步治疗。

安罗替尼的Ⅲ期临床研究（ALTER0303）结果显示，对比安慰剂，安罗替尼能够显著延长患者中位 OS 和 PFS，OS 延长 3.3 个月（中位 OS，9.6 个月 vs. 6.3 个月，*P*=0.001 8），死亡风险下降 32%；PFS 延长 4.0 个月（中位 PFS，5.4 个月 vs. 1.4 个月，*P*<0.000 1）。2018 年 5 月，安罗替尼获 NMPA 批准用于既往至少接受过 2 种系统化疗后出现进展或复发的局部晚期或转移性非小细胞肺癌患者的治疗，对于存在 *EGFR* 突变或 *ALK* 融合阳性的患者，在开始安罗替尼治疗前应接受相应的标准靶向药物治疗后进展，且至少接受过 2 种系统化疗后出现进展或复发。

参考文献

[1] LU S, DONG X, JIAN H, et al. AENEAS: A randomized phase Ⅲ trial of aumolertinib versus gefitinib as first-line therapy for locally advanced or metastaticnon-small-cell lung cancer with EGFR Exon 19 deletion or L858R mutations. J Clin Oncol, 2022, 40 (27): 3162-3171.

[2] SHI Y, CHEN G, WANG X, Et al. Furmonertinib (AST2818) versus gefitinib as first-line therapy for Chinese patients

with locally advanced or metastatic EGFR mutation-positive non-small-cell lung cancer (FURLONG): A multicentre, double-blind, randomised phase 3 study. Lancet Respir Med, 2022, 10 (11): 1019-1028.

[3] WU YL, ZHOU C, HU CP, et al. Afatinib versus cisplatin plus gemcitabine for first-line treatment of Asian patients with advanced non-small-cell lung cancer harbouring EGFR mutations (LUX-Lung 6): An open-label, randomised phase 3 trial. Lancet Oncol, 2014, 15 (2): 213-222.

[4] WU YL, CHENG Y, ZHOU X, et al. Dacomitinib versus gefitinib as first-line treatment for patients with EGFR-mutation-positive non-small-cell lung cancer (ARCHER 1050): A randomised, open-label, phase 3 trial. Lancet Oncol, 2017, 18 (11): 1454-1466.

[5] MOK TS, WU YL, THONGPRASERT S, et al. Gefitinib or carboplatin-paclitaxel in pulmonary ade-nocarcinoma. N Engl J Med, 2009, 361 (10): 947-957.

[6] ZHOU C, WU YL, CHEN G, et al. Erlotinib versus chemotherapy as first-line treatment for patients with advanced EGFR mutation-positive non-small-cell lung cancer (OPTIMAL, CTONG-0802): A multicentre, open-label, randomised, phase 3 study. Lancet Oncol, 2011, 12 (8): 735-742.

[7] SHI YK, WANG L, HAN BH, et al. First-line icotinib versus cisplatin/pemetrexed plus pemetrexed maintenance therapy for patients with advanced EGFR mutation-positive lung adenocarcinoma (CON-VINCE): A phase 3, open-label, randomized study. Ann Oncol, 2017, 28 (10): 2443-2450.

[8] CHENG Y, MURAKAMI H, YANG PC, et al. Randomized phase II trial of gefitinib with and without pemetrexed as first-line therapy in patients with advanced nonsquamous non-small-cell lung cancer with activating epidermal growth factor receptor mutations. J Clin Oncol, 2016, 34 (27): 3258-3266.

[9] ZHOU Q, XU CR, CHENG Y, et al. Bevacizumab plus erlotinib in Chinese patients with untreated, EGFR-mutated, advanced NSCLC (ARTEMIS-CTONG1509): A multicenter phase 3 study. Cancer Cell, 2021, 39 (9): 1279-1291.

[10]　JIANG T, ZHANG Y, LI X, et al. EGFR-TKIs plus bevacizumab demonstrated survival benefit than EGFR-TKIs alone in patients with EGFR-mutant NSCLC and multiple brain metastases. Eur J Cancer, 2019, 121: 98-108.

[11]　XU Q, ZHOU F, LIU H, et al. Consolidative local ablative therapy improves the survival of patients with synchronous oligometastatic NSCLC harboring EGFR activating mutation treated with first-line EGFR-TKIs. J Thorac Oncol, 2018, 13 (9): 1383-1392.

[12]　MOK TS, WU YL, AHN M, et al. Osimertinib or platinum-pemetrexed in EGFR T790M-positive lung cancer. N Engl J Med, 2017, 376 (7): 629-640.

[13]　LU S, WANG Q, ZHANG G, et al. The third generation EGFR inhibitor (EGFR-TKI) HS-10296 in advanced NSCLC patients with resistance to first generation EGFR-TKI. J Thorac Oncol, 2019, 14 (10): S208-S209.

[14]　SHI YK, HU XS, ZHANG SC, et al. Efficacy, safety, and genetic analysis of furmonertinib (AST2818) in patients with EGFR T790M mutated non-small-cell lung cancer: A phase 2b, multicentre, single-arm, open-label study. Lancet Respir Med, 2021, 9 (8) 829-839.

[15]　LU S, WU L, JIAN H, et al. Sintilimab plus bevacizumab biosimilar IBI305 and chemotherapy for patients with EGFR-mutated non-squamous non-small-cell lung cancer who progressed on EGFR tyrosine-kinase inhibitor therapy (ORIENT-31): First interim results from a randomised, double-blind, multicentre, phase 3 trial [published correction appears in Lancet Oncol. 2022 Sep; 23 (9): e404]. Lancet Oncol, 2022, 23 (9): 1167-1179.

[16]　ZHOU C, RAMALINGAM SS, KIM TM, et al. Treatment outcomes and safety of mobocertinib in platinum-pretreated patients with EGFR Exon 20 insertion-positive metastatic non-small cell lung cancer: A phase 1/2 open-label nonrandomized clinical trial. JAMA Oncol, 2021, 7 (12): e214761.

[17]　PARK K, HAURA EB, LEIGHL N, et al. Amivantamab in EGFR Exon 20 insertion-mutated non-small-cell lung cancer progressing on platinum chemotherapy: Initial results from the CHRYSALIS phase I study. J Thorac Oncol, 2021, 39 (30): 3391-3402.

[18] YANG JC, SEQUIST LV, GEATER SL, et al. Clinical activity of afatinib in patients with advanced non-small-cell lung cancer harbouring uncommon EGFR mutations: A combined post-hoc analysis of LUX-Lung 2, LUX-Lung 3, and LUX-Lung 6. Lancet Oncol, 2015, 16 (7): 830-838.

[19] ZHAO H, YAO W, MIN X, et al. Apatinib plus gefitinib as first-line treatment in advanced EGFR-Mutant NSCLC: The phase III ACTIVE study (CTONG1706). J Thorac Oncol, 2021, 16 (9): 1533-1546.

[20] JIANG T, WANG PY, ZHANG J, et al. Toripalimab plus chemotherapy as second-line treatment in previously EGFR-tki treated patients with EGFR-mutant-advanced nsclc: A multicenter phase-II trial. Signal Transduct Target Ther, 2021, 6 (1): 355.

[21] LU S, ZHANG Y, ZHANG G, et al. Efficacy and safety of befotertinib (D-0316) in patients with EGFR T790M-mutated NSCLC that had progressed after prior EGFR tyrosine kinase inhibitor therapy: A phase 2, multicenter, single-arm, open-label study. J Thorac Oncol, 2022, 17 (10): 1192-1204.

[22] XIONG A, REN S, LIU H, et al. Efficacy and safety of SH-1028 in patients with EGFR T790M-positive NSCLC: A multicenter, single-arm, open-label, phase 2 trial. J Thorac Oncol, 2022, 17 (10): 1216-1226.

[23] SHI Y, WU S, WANG K, et al. Efficacy and safety of rezivertinib (BPI-7711) in patients with locally advanced or metastatic/recurrent EGFR T790M-mutated NSCLC: A phase 2b study. J Thorac Oncol, 2022: S1556-0864 (22) 01557-X.

[24] SHI Y, LI B, WU L, et al. Efficacy and safety of limertinib (ASK120067) in patients with locally advanced or metastatic EGFR Thr790Met-mutated NSCLC: A multicenter, single-arm, phase 2b study. J Thorac Oncol, 2022, 17 (10): 1205-1215.

5.5.2 *ALK* 融合阳性非小细胞肺癌的治疗

分期	分层	I 级推荐	II 级推荐	III 级推荐
IV期 *ALK* 融合 NSCLC 一线治疗 a，b，c		阿来替尼[优先推荐 1-2] 布格替尼[3] 洛拉替尼[4] 恩沙替尼[5] 塞瑞替尼[6-7] 克唑替尼[8]	含铂双药化疗 ± 贝伐珠单抗 （非鳞癌）[9]d （2A 类）	
IV期 *ALK* 融合 NSCLC 靶向后线治疗	寡进展或 CNS 进展	• 原 TKI 治疗 + 局部治疗 （2A 类）[10] • 阿来替尼[11] 或塞瑞替尼[12-13] （2A 类） 或恩沙替尼[14] 或布格替尼 或洛拉替尼[15-16] （3 类）（限一线克唑替尼后）		

基于病理类型、分期和分子分型的综合治疗

ALK 融合阳性非小细胞肺癌的治疗（续）

分期	分层	I 级推荐	II 级推荐	III 级推荐
IV期 *ALK* 融合 NSCLC 靶向后线治疗	广泛进展	• 一代 TKI 一线治疗失败：阿来替尼[11]或塞瑞替尼[12-13]（1 类）或恩沙替尼[14]或布格替尼[15]或洛拉替尼[16]（3 类）； • 二代 TKI 一线治疗或一代/二代 TKI 治疗均失败：洛拉替尼[16]； • TKI 治疗失败后：含铂双药化疗 ± 贝伐珠单抗（非鳞癌）（1 类）[9]	含铂双药化疗 ± 贝伐珠单抗（非鳞癌）（1 类）[9] 活检评估耐药机制[17-18]	
IV期 *ALK* 融合 NSCLC 靶向及含铂双药失败后治疗	PS=0~2	单药化疗（2A 类）	单药化疗 + 贝伐珠单抗（非鳞癌）[19]（2A 类）	安罗替尼[20]（2A 类）

注：a. 本部分主要涉及多发转移患者，寡转移参考本指南其他相应内容。

b. 确诊 *ALK* 融合前接受了化疗，可在确诊 *ALK* 融合后中断化疗或化疗完成后接受 ALK 抑制剂治疗。

c. 确诊晚期 NSCLC 后未行 *ALK* 融合相关检测，一线治疗后活检为 *ALK* 融合，治疗参考本指南一线治疗。

d. 具体药物可参考本指南驱动基因阴性IV期 NSCLC 治疗部分。

基于病理类型、分期和分子分型的综合治疗

【注释】

ALK 融合阳性晚期 NSCLC 目前国内获批的药物有克唑替尼、阿来替尼、塞瑞替尼、恩沙替尼、布格替尼和洛拉替尼。在亚洲人群中进行的阿来替尼与克唑替尼头对头比较的 III 期临床研究，ALESIA 研究[1] 的结果与 ALEX 研究[2] 一致，阿来替尼组 PFS 显著延长（中位 PFS，未到达 vs. 11.1 个月，*HR*=0.22，*P*<0.001）；颅内客观缓解率阿来替尼组达 94.1%，显著优于克唑替尼组的 28.6%，降低脑转移发生风险 86%（*HR*=0.14，*P*<0.000 1）。基于该研究结果，我国 NMPA 于 2018 年批准阿来替尼用于 *ALK* 阳性的局部晚期或转移性 NSCLC，包括一线及克唑替尼治疗进展后的二线用药。ALESIA 研究更新的阿来替尼一线治疗中位 PFS 为 41.6 个月。

III 期临床研究 ASCEND-4 研究[6] 证实了塞瑞替尼在未经治疗的 *ALK* 阳性 NSCLC 患者中的疗效。研究显示，塞瑞替尼组中位 PFS 为 16.6 个月，化疗组中位 PFS 为 8.1 个月。由于塞瑞替尼耐受性不佳，另一项多中心随机临床研究 ASCEND-8 研究[7] 比较了塞瑞替尼 450mg/d 随餐服用及 750mg/d 空腹服用的疗效及安全性，450mg 随餐服用同 750mg 空腹服用患者的血药浓度相似，但胃肠毒性显著降低。450mg 组患者的依从性更好，其 15 个月无进展生存预期值较 750mg 空腹给药组更高（66.4% vs. 41%）。PROFILE 1014 研究[8] 证实一线克唑替尼疗效优于含铂双药化疗，PFS 显著延长（中位，10.9 个月 vs. 7.0 个月，*P*<0.001），ORR 显著提高（74% vs. 45%，*P*<0.001）。含铂双药化疗 ± 贝伐珠单抗可作为 ALK 阳性非鳞癌患者一线治疗的 II 级推荐[9]。

eXalt3 研究[5] 结果表明，在 ITT 人群中，与克唑替尼相比，恩沙替尼显著改善了 PFS（25.8 个月 vs. 12.7 个月），可使疾病进展或死亡风险降低 49%（*HR*=0.51，*P*<0.001）。ALTA-1L 研究[3] 结果

显示，在亚洲和非亚洲人群中，与克唑替尼相比，布格替尼均显著改善 PFS，使用布格替尼的亚洲人群疾病进展风险下降 59%（中位 PFS 未达到 vs. 11.1 个月，$HR=0.41$，$P=0.026\ 1$），基线伴脑转移患者的颅内 PFS 在亚洲人群（$HR=0.15$，$P=0.003\ 7$）较克唑替尼也均有显著改善。CROWN 研究[4] 结果表明，与克唑替尼相比，第三代 ALK 抑制剂洛拉替尼显著改善了 PFS（中位，未达到 vs. 9.3 个月，$HR=0.28$），1 年 PFS 率为 78% vs. 39%，可使疾病进展或死亡风险降低 72%（$HR=0.28$，$P<0.001$）。基于上述研究结果，NMPA 已批准恩沙替尼、布格替尼和洛拉替尼一线治疗 ALK 阳性 NSCLC 患者，因此本指南更新上述 ALK-TKIs 一线治疗均予以Ⅰ级推荐。

一线应用 ALK 抑制剂进展后，根据进展部位和是否寡进展划分为两种类型：寡进展 /CNS 进展型和广泛进展型。对于寡进展 /CNS 进展患者，可继续服用原 ALK-TKI，并针对局部病灶进行治疗[10]。若一线应用克唑替尼治疗，可更换为阿来替尼、塞瑞替尼、恩沙替尼、布格替尼、洛拉替尼。因布格替尼和洛拉替尼获 NMPA 批准全线适应证，本指南上调其推荐级别为Ⅰ级。

若一线使用一代 ALK 抑制剂克唑替尼出现广泛进展，推荐使用二代 ALK 抑制剂。阿来替尼治疗克唑替尼失败后的 ALK 阳性晚期 NSCLC 的全球Ⅱ期研究 NP28673 中，IRC 评估 ORR 为 50%，中位 PFS 为 8.9 个月，在可评估的有 CNS 病灶的患者，ORR 为 57%，中位 DoR 为 11.2 个月[11]。欧洲和亚洲人群的Ⅲ期随机对照研究 ALUR 显示，在克唑替尼及至少一次化疗治疗失败的患者中，与培美曲塞或多西他赛相比，阿来替尼显著降低疾病进展风险达 85%（$HR=0.15$，$P<0.001$），中位 PFS 分别为阿来替尼组 9.6 个月，化疗组 1.4 个月。塞瑞替尼 ASCEND-1 研究入组了部分经克唑替尼治疗失败的患者，其 ORR 和 PFS 分别为 56% 和 7.0 个月[12]。塞瑞替尼治疗克唑替尼耐药后的 ALK 阳性 NSCLC 的 ASCEND-2 研究的结果 ORR 为 38.6%，IRC 评估的中位 PFS 为 7.2 个月[13]。恩沙替尼治

疗 ALK 阳性晚期 NSCLC 克唑替尼耐药单臂多中心 II 期临床研究[14]结果显示，ORR 达 52%，颅内 ORR 70%，中位 PFS 达 9.6 个月。布格替尼的 II 期临床研究（NCT02094573）[15]将克唑替尼耐药后患者分为 A、B 组：A 组，布格替尼 90mg，1 次 /d；B 组，连续 7 天布格替尼 90mg 后增至 180mg，1 次 /d。研究者评估的 ORR，A 组达 45%，B 组达 54%；独立评审委员会评估的中位 PFS，A 组 9.2 个月，B 组 15.6 个月；基线伴脑转移的颅内 ORR 为 A 组 42%，B 组 67%。基于此研究，2017 年 FDA 批准布格替尼用于 *ALK* 阳性晚期 NSCLC 克唑替尼耐药后的治疗。洛拉替尼全球 II 期临床研究（NCT01970865）结果显示[16]，后线治疗既往使用克唑替尼 ± 化疗的患者，ORR 达 72.9%，颅内 ORR 达 87.5%，中位 PFS 为 11.1 个月；后线治疗既往使用 ≥ 1 种二代 ALK TKI ± 克唑替尼的患者，ORR 为 39.6%，颅内 ORR 高达 56.1%，中位 PFS 为 6.6 个月。因布格替尼和洛拉替尼已获 NMPA 批准全线适应证，本指南上调其推荐级别为 I 级。一项 II 期临床研究评估了 ALK/ROS1-TKI 伊鲁阿克（WX0593）在 ALK 阳性 NSCLC 一线克唑替尼耐药后的疗效。在 146 例患者中，IRC 评估的 ORR 为 67.8%，中位 PFS 为 14.4 个月，18 个月的 OS 率为 81.9%。一项 I 研究评估了 TQ-B3139（CT-711）的疗效与安全性。在 TKI 经治患者中，ORR 为 37.5%，中位 PFS 为 5.4 个月。目前，NMPA 已批准阿来替尼、洛拉替尼、恩沙替尼及塞瑞替尼全线治疗 *ALK* 阳性晚期 NSCLC 的适应证，因此可作为一线 TKI 耐药后的治疗选择。

ALK 抑制剂靶向治疗均告失败的患者，推荐选用含铂双药化疗 ± 贝伐珠单抗。此外，ALK 抑制剂耐药后，可根据患者有无症状、转移部位及数目来综合选择后续治疗方案。研究发现，克唑替尼耐药后 30%~45% 的耐药机制依赖于 ALK 通路，包括 ALK 激酶域二次突变（包括 C1156Y、L1196M 等）和 *ALK* 拷贝数增加[17-18]，而二代 ALK-TKI（阿来替尼和塞瑞替尼）更容易发生 Solvent-front 区域突变（50%~70%），针对不同 ALK-TKI 耐药突变，治疗策略不同。例如洛拉替尼可以克服 G1202R 耐药，塞瑞替尼、布格替尼、洛拉替尼均对 V1180L 和 L1196M 突变有效。但目前该方面的数据有限，仅有临床前数据和小样本病例报道，因此本次指南更新暂未推荐按照耐药机制选择后续治疗。

ALK 阳性 NSCLC 在 TKI 及含铂双药均进展后的治疗，PS 评分为 0~2 分的患者，可以考虑单药化疗。ALTER0303 研究[20]入组了 7 例 ALK 融合基因阳性的患者，安罗替尼治疗也显示一定的获益，但建议在安罗替尼治疗前，应接受相应的标准靶向药物治疗后进展、且至少接受过 2 种系统化疗后出现进展或复发。另外，抗 PD-1/PD-L1 免疫单药治疗在 ALK 融合阳性患者中疗效有限。

参考文献

［1］PETERS S, CAMIDGE DR, SHAW AT, et al. Alectinib versus crizotinib in untreated ALK-positive non-small-cell lung cancer. N Engl J Med, 2017, 377 (9): 829-838.

［2］ZHOU C, KIM SW, REUNGWETWATTANA T, et al. Alectinib versus crizotinib in untreated Asian patients with anaplastic lymphoma kinase-positive non-small-cell lung cancer (ALESIA): A randomised phase 3 study. Lancet Respir Med, 2019, 7 (5): 437-446.

［3］AHN MJ, KIM H, YANG JCH, et al. Brigatinib (BRG) versus crizotinib (CRZ) in Asian versus non-Asian patients (pts) in the phase Ⅲ ALTA-1L trial. J Clin Oncol, 2019, 37 (15_suppl): 9026-9028.

［4］SHAW A, BAUER TM, MARINIS F, et al. First-line lorlatinib or crizotinib in advanced ALK-positive lung cancer. N Engl J Med, 2020, 383 (21): 2018-2029.

［5］HORN L, WANG Z, WU G, et al. Ensartinib vs crizotinib for patients with anaplastic lymphoma Kinase-positive non-small cell lung cancer: A randomized clinical trial. JAMA Oncol, 2021, 7 (11): 1617-1625.

[6] SORIA JC, TANDSW, CHIARI R, et al. First-line ceritinib versus platinum-based chemotherapy in advanced ALK-rearranged non-small-cell lung cancer (ASCEND-4): A randomised, open-label, phase 3 study. Lancet, 2017, 389 (10072): 917-929.

[7] CHO BC, KIM DW, BEARZ A, et al. ASCEND-8: A randomized phase 1 study of ceritinib, 450 mg or 600 mg, taken with a low-fat meal versus 750 mg in fasted state in patients with anaplastic lymphoma linase (ALK)-rearranged metastatic non-small cell lung cancer (NSCLC). J Thorac Oncol, 2017, 12 (9): 1357-1367.

[8] SOLOMON BJ, MOK T, KIM DW, et al. First-line crizotinib versus chemotherapy in ALK-positive lung cancer. N Engl J Med, 2014, 371 (23): 2167-2177.

[9] HATTORI Y, SATOUCHI M, SHIMADA T, et al. A phase 2 study of bevacizumab in combination with carboplatin and paclitaxel in patients with non-squamous non-small-cell lung cancer harboring mutations of epidermal growth factor receptor (EGFR) after failing first-line EGFR-tyrosine kinase inhibitors (HANSHIN Oncology Group 0109). Lung Cancer, 2015, 87 (2): 136-140.

[10] WEICKHARDT AJ, SCHEIER B, BURKE JM, et al. Local ablative therapy of oligoprogressive disease prolongs disease control by tyrosine kinase inhibitors in oncogene-addicted non-small-cell lung cancer. J Thorac Oncol, 2012, 7 (12): 1807-1814.

[11] OU SH, AHN JS, DE PETRIS L, et al. Alectinib in crizotinib-refractory ALK-rearranged non-small-cell lung cancer: A phase II global study. J Clin Oncol, 2016, 34 (7): 661-668.

[12] SHAW AT, KIM DW, MEHRA R, et al. Ceritinib in ALK-rearranged non-small-cell lung cancer. N Engl J Med, 2014, 370 (13): 1189-1197.

[13] MOK T, SPIGEL D, FELIP E, et al. ASCEND-2: A single-arm, open-label, multicenter phase II study of ceritinib in adult patients (pts) with ALK-rearranged (ALK plus) non-small cell lung cancer (NSCLC) previously treated with

chemotherapy and crizotinib (CRZ). J Clin Oncol, 2015, 33 (15_suppl): 8059-8062.

[14] YANG YP, ZHOU JY, ZHOU JY, et al. Efficacy, safety, and biomarker analysis of ensartinib in crizotinib-resistant, ALK-positive non-small-cell lung cancer: A multicentre, phase 2 trial. Lancet Respiratory Medicine, 2020, 8 (1): 45-53.

[15] KIM DW, TISEO M, AHN MJ, et al. Brigatinib in patients with crizotinib-refractory anaplastic lym-phoma kinase-positive non-small-cell lung cancer: A randomized, multicenter phase II trial. J Clin Oncol, 2017, 35 (22): 2490-2498.

[16] SOLOMON BJ, BESSE B, BAUER TM, et al. Lorlatinib in patients with ALK-positive non-small-cell lung can-cer: Results from a global phase 2 study. Lancet Oncol, 2018, 19 (12): 1654-1667.

[17] GAINOR JF, DARDAEI L, YODA S, et al. Molecular mechanisms of resistance to first-and second-generation ALK inhibitors in ALK-rearranged lung cancer. Cancer Discov, 2016, 6 (10): 1118-1133.

[18] LIN JJ, RIELY GJ, SHAW AT. Targeting ALK: Precision medicine takes on drug resistance. Cacer Discov, 2017, 7 (2): 137-155.

[19] SPIGEL DR, HAINSWORTH JD, JOSEPH MJ, et al. Randomized phase 2 trial of pemetrexed, pemetrexed/beva-cizumab, and pemetrexed/carboplatin/bevacizumab in patients with stage ⅢB/Ⅳ non-small cell lung cancer and an Eastern Cooperative Oncology Group performance status of 2. Cancer, 2018, 124 (9): 1982-1991.

[20] HAN B, LI K, WANG Q, et al. Effect of anlotinib as a third-line or further treatment on overall survival of patients with advanced non-small cell lung cancer: The ALTER 0303 phase 3 randomized clinical trial. JAMA Oncol, 2018, 4 (11): 1569-1575.

基于病理类型、分期和分子分型的综合治疗

5.5.3　*ROS1* 融合阳性非小细胞肺癌的治疗

分期	分层	I 级推荐	II 级推荐	III 级推荐
IV 期 *ROS1* 融合 NSCLC 一线治疗 a, b, c		恩曲替尼（3 类）[1] 克唑替尼（3 类）[2]	含铂双药化疗 ± 贝伐珠单抗 （非鳞癌）[3] d（2A 类）	
IV 期 *ROS1* 融合 NSCLC 二线治疗	寡进展或 CNS 进展	原 TKI 治疗 + 局部治疗[4] （2A 类）		
	广泛进展	含铂双药化疗 ± 贝伐珠单抗 （非鳞癌）[5-6]（2A 类）	参加 ROS1 抑制剂临床研究[7-11]（3 类）	
IV 期 *ROS1* 融合 NSCLC 三线治疗	PS=0~2	单药化疗（2A 类）	单药化疗 + 贝伐珠单抗 （非鳞癌）[12]（2A 类）； 参加 ROS1 抑制剂临床研究[7-11]（3 类）	

注：a. 本部分主要涉及多发转移患者，寡转移参考本指南其他相应内容。

b. 患者确诊 *ROS1* 融合前接受了化疗，可在确诊 *ROS1* 融合后中断化疗或化疗完成后接受 ROS1 抑制剂治疗。

c. 确诊晚期 NSCLC 后未行 *ROS1* 融合相关检测，一线治疗后活检为 *ROS1* 融合，治疗参考本指南一线治疗。

d. 具体药物可参考本指南驱动基因阴性IV期 NSCLC 治疗部分。

【注释】

目前 *ROS1* 融合基因阳性Ⅳ期 NSCLC 一线治疗Ⅰ级推荐应用克唑替尼，主要基于 OO1201[2]，克唑替尼治疗 *ROS1* 融合基因阳性晚期 NSCLC 的 PFS 为 15.9 个月，ORR 为 71.7%，安全性数据与既往 *ALK* 融合患者的数据相一致，NMPA 已于 2017 年批准克唑替尼用于 *ROS1* 融合基因阳性晚期非小细胞肺癌患者的治疗。含铂双药化疗 ± 贝伐珠单抗可作为 ROS1 阳性非鳞癌患者一线治疗的Ⅱ级推荐[3]。

恩曲替尼在 *ROS1* 阳性患者的治疗中也取得了突破性进展。STARTRK-2、STARTRK-1 和 ALKA-372-001 三项临床研究的汇总结果[1]显示，在 53 例局部晚期或转移性 *ROS1* 阳性 NSCLC 患者中，BICR 评估的恩曲替尼治疗后 ORR 为 77.0%，中位 PFS 为 19.0 个月，中位 DoR 为 24.6 个月；颅内客观反应率 55.0%。目前，NMPA 已批准恩曲替尼用于 *ROS1* 融合基因阳性晚期 NSCLC 的治疗，因此本指南将其上调为Ⅰ级推荐。

一线应用 ROS1 抑制剂进展后，根据进展部位和是否寡进展划分为两种类型：寡进展 /CNS 进展型和广泛进展型。对于寡进展 /CNS 进展患者，可继续服用原 ROS1-TKI，并针对局部病灶进行治疗[4]。广泛进展患者，选用含铂双药化疗 ± 贝伐珠单抗[5-6]。而针对 ROS1 阳性肺癌的小分子酪氨酸激酶抑制剂还包括塞瑞替尼[7]、他雷替尼（AB-106）[8-9]、洛拉替尼[10]、Repotrectinib[11]等，在Ⅰ期或Ⅱ期临床研究中显示出了令人鼓舞的疗效。他雷替尼（AB-106）为新型 ROS1/NTRK 靶向药，Ⅰ期研究结果[8]显示 AB-106 治疗未经克唑替尼治疗的患者（9 例）的 ORR 为 66.7%，中位 PFS 为 24.9 个月，而治疗克唑替尼耐药患者（9 例）的 ORR 为 33.3%，中位 PFS 为 7.6 个月。2021 年 ASCO 会议公布了Ⅱ期临床研究[9]结果显示，共有 15 例未经过克唑替尼治疗和 5 例接受过克唑替尼治疗的 *ROS1* 融合阳性非小细胞肺癌患者入组治疗。在未经过克唑替尼治疗的患者中（*n*=15），ORR 为 93%，DCR 为 93%；在曾接受过克唑替尼治疗的患者（*n*=5）中，ORR 为 60%；DCR 为 100%。洛拉替尼为第三代 ALK/ROS1 靶向药，洛拉替尼治疗 *ROS1* 阳性 NSCLC 的单臂Ⅰ/Ⅱ期临床研究[10]结果显示，纳入了 *ROS1* 阳性 69 例患者中，21 例 TKI 初治患者 ORR 为 62%，中位 PFS 为 21.0 个月。40 例之前仅使用过克唑替尼治疗的患者中 ORR 为 35%，中位 PFS 为 8.5 个月。目前洛拉替尼针对 *ROS1* 阳性肺癌的研究正在国内展开。TPX0005（Repotrectinib）是新一代 ROS1/NTRK1-3 靶向药，2020 年 WCLC 公布了 TRIDENT-1 的Ⅰ/Ⅱ期[11]研究结果，Ⅰ/Ⅱ期共入组 22 例患者，经 IRC 确认的 ORR 为 91%，Ⅱ期部分纳入 15 例患者，经 IRC 确认的 ORR 为 93%。TQ-B3101 是一种新型的 ROS1 抑制剂，在 2022 年 ELCC 公布的一项单臂、Ⅱ期研究显示，IRC 评估的 ORR 为 78.4%，中位 DoR 为 20.3 个月，中位 OS 尚未达到，12 个月和 24 个月的 OS 率分别为 98.1% 和 88.1%。对于 ROS1 融合 NSCLC 靶向及含铂双药均失败的患者，可选用单药化疗 + 贝伐珠单抗[12]或参与上述新药的临床研究。

关于免疫治疗，虽然 *ROS1* 与 *ALK* 同源性较高，但 PD-1/PD-L1 治疗的疗效与 ALK 阳性患者存在差异，ImmunoTarget 研究入组了 7 例 ROS1 阳性 NSCLC 患者，缓解率为 17%[13]，目前关于 ROS1 免疫治疗的数据较少，需要更多的研究验证，本指南尚未推荐相关药物。

目前 *ROS1* 阳性患者克唑替尼进展后治疗方案的选择并无太多数据，但鉴于 *ROS1* 与 *ALK* 的同源性及克唑替尼同样适用于 *ALK* 阳性患者，本指南推荐采用与 *ALK* 阳性患者靶向治疗进展后类似的处理模式。对于克唑替尼及化疗进展后的患者，推荐参加其他 ROS1 抑制剂的临床试验。

参考文献

［1］ DRILON A, SIENA S, DZIADZIUSZKO R, et al. Entrectinib in ROS1 fusion-positive non-small-cell lung cancer: integrated analysis of three phase 1-2 trials. Lancet Oncol, 2020, 21 (2): 261-270.

［2］ WU YL, YANG JC, KIM DW, et al. Phase Ⅱ study of crizotinib in East Asian patients with ROS1-positive advanced non-small-cell lung cancer. J Clin Oncol, 2018, 36 (14): 1405-1411.

［3］ CHEN YF, HSIEH MS, WU SG, et al. Efficacy of pemetrexed-based chemotherapy in patients with ROS1 fusion-positive lung adenocarcinoma compared with in patients harboring other driver mutations in East Asian populations. J Thorac Oncol, 2016, 11 (7): 1140-1152.

［4］ WEICKHARDT AJ, SCHEIER B, BURKE JM, et al. Local ablative therapy of oligoprogressive disease prolongs disease control by tyrosine kinase inhibitors in oncogene-addicted non-small-cell lung cancer. J Thorac Oncol, 2012, 7 (12): 1807-1814.

［5］ CHEN YF, HSIEH MS, WU SG, et al. Efficacy of pemetrexed-based chemotherapy in patients with ROS1 fusion-positive lung adenocarcinoma compared with in patients harboring other driver mutations in East Asian populations. J Thorac Oncol, 2016, 11 (7): 1140-1152.

［6］ HATTORI Y, SATOUCHI M, SHIMADA T, et al. A phase 2 study of bevacizumab in combination with carboplatin and paclitaxel in patients with non-squamous non-small-cell lung cancer harboring mutations of epidermal growth factor receptor (EGFR) after failing first-line EGFR-tyrosine kinase inhibitors (HANSHIN Oncology Group 0109). Lung Cancer, 2015, 87 (2): 136-140.

［7］ LIM SM, KIM HR, LEE JS, et al. Open-label, multicenter, phase Ⅱ study of ceritinib in patients with non-small-cell lung cancer harboring ROS1 rearrangement. J Clin Oncol, 2017, 35 (23): 2613-2618.

［8］KYRIAKOS P, PAPADOPOULOS, ERKUT B, et al. Phase I first-in-human study of taletrectinib (DS-6051b/ AB-106), a ROS1/TRK inhibitor, in patients with advanced solid tumors. Clin Cancer Res, 2020, 26 (18): 4785-4794.

［9］ZHOU C, FAN HJ, WU HJ, et al. Taletrectinib (AB-106; DS-6051b) in metastatic non-small cell lung cancer (NSCLC) patients with ROS1 fusion: Preliminary results of TRUST. J Clinic Oncol, 2021, 39 (suppl 15): Abstract 9066.

［10］SHAW AT, SOLOMON BJ, CHIARI R, et al. Lorlatinib in advanced ROS1-positive non-small-cell lung cancer: A multicentre, open-label, single-arm, phase 1-2 trial. Lancet Oncol, 2019, 20 (12): 1691-1701.

［11］CHO BC, DOEBELE RC, LIN JJ, et al. Phase 1/2 TRIDENT-1 study of repotrectinib in patients with ROS1+ or NTRK+ advanced solid tumors. J Thorac Oncol, 2021, 16 (3): S174-S175.

［12］MAZIÈRES J, DRILON A, MHANNA I, et al. Immune checkpoint inhibitors for patients with advanced lung cancer and oncogenic driver alterations: Results from the IMMUNOTARGET registry. Ann Oncol, 2019, 30 (8): 1321-1328.

［13］SPIGEL DR, HAINSWORTH JD, JOSEPH MJ, et al. Randomized phase 2 trial of pemetrexed, peme-trexed/bevacizumab, and pemetrexed/carboplatin/bevacizumab in patients with stage ⅢB/Ⅳ non-small cell lung cancer and an Eastern Cooperative Oncology Group performance status of 2. Cancer, 2018, 124 (9): 1982-1991.

基于病理类型、分期和分子分型的综合治疗

5.5.4 *BRAF V600/NTRK/MET 14* 外显子 */RET/KRAS G12C/HER-2* 突变非小细胞肺癌的治疗

一线治疗

分期	分层	Ⅰ级推荐	Ⅱ级推荐	Ⅲ级推荐
Ⅳ期 *BRAF V600E* 突变 NSCLC		达拉非尼 + 曲美替尼[1]（3类）	参考Ⅳ期无驱动基因 NSCLC 一线治疗的 Ⅱ/Ⅲ级推荐部分	
Ⅳ期 *NTRK* 融合 NSCLC		恩曲替尼[2] 拉罗替尼[3]（3类）	参考Ⅳ期无驱动基因 NSCLC 一线治疗的 Ⅱ/Ⅲ级推荐部分	
Ⅳ期 *MET 14* 外显子跳跃突变 NSCLC		参考Ⅳ期无驱动基因 NSCLC 一线治疗的 Ⅰ/Ⅱ级推荐部分		卡马替尼[4]或特泊替尼[5]（3类）
Ⅳ期 *RET* 融合 NSCLC		塞普替尼[6-7]（3类）	普拉替尼[8]	参考Ⅳ期无驱动基因 NSCLC 的一线治疗的Ⅲ级推荐部分
Ⅳ期 *KRAS G12C/HER-2* 突变 NSCLC		参考Ⅳ期无驱动基因 NSCLC 一线治疗		

后线治疗

分期	分层	Ⅰ级推荐	Ⅱ级推荐	Ⅲ级推荐
Ⅳ期 *BRAF V600* 突变 / *NTRK* 融合 NSCLC 的后线治疗		靶向治疗或参考Ⅳ期无驱动基因 NSCLC 后线策略（一线未用靶向治疗） 参考Ⅳ期驱动基因阳性 NSCLC 后线治疗策略（一线靶向治疗）		
Ⅳ期 *MET* 14 外显子跳跃突变 NSCLC 的后线治疗		赛沃替尼[9]（3类）（一线未用靶向治疗）	参考Ⅳ期驱动基因阳性 / 阴性 NSCLC 后线治疗的Ⅱ级推荐部分	卡马替尼[4]或特泊替尼[5]（3类）（一线未用靶向治疗）
Ⅳ期 *RET* 融合 NSCLC 的后线治疗		普拉替尼[8] 塞普替尼[6-7]（3类）	参考Ⅳ期无驱动基因 NSCLC 后线策略（一线未用靶向治疗） 参考Ⅳ期驱动基因阳性 NSCLC 后线治疗策略（一线靶向治疗）	
Ⅳ期 *KRAS G12C* 突变 NSCLC 的后线治疗		参考Ⅳ期无驱动基因 NSCLC 后线治疗的Ⅰ / Ⅱ级推荐部分	Sotorasib[10]（3类证据） Adagrasib[11]	
Ⅳ期 *HER-2* 突变 NSCLC 的后线治疗		参考Ⅳ期无驱动基因 NSCLC 后线治疗的Ⅰ / Ⅱ级推荐部分	吡咯替尼[12-13]（3类证据） 德喜曲妥珠单抗[14]	

基于病理类型、分期和分子分型的综合治疗

近年来，国内外针对少见驱动基因靶点的临床研究产生重大突破，除 *EGFR/ALK/ROS1* 突变外，*BRAF V600/NTRK/MET* 14 外显子 */RET/KRAS G12C* 均已获得美国 FDA 或 NMPA 批准上市，此外，*HER-2* 突变 NSCLC 的靶向治疗也迎来曙光。

针对 *BRAF V600* 突变的晚期 NSCLC，一项达拉非尼联合曲美替尼一线治疗 *BRAF V600E* 突变晚期 NSCLC 的 II 期临床研究[1]（NCT01336634）结果显示 ORR 为 64%，中位 PFS 为 10.9 个月，中位 DoR 为 10.4 个月。美国 FDA 已批准达拉非尼联合曲美替尼用于 *BRAF V600* 突变转移性 NSCLC 的一线治疗。若联合治疗不耐受，可单用达拉非尼。目前，NMPA 已批准达拉非尼联合曲美替尼治疗 *BRAF V600* 突变晚期 NSCLC 并纳入医保，因此本指南将其上调为 I 级推荐。

针对 *NTRK* 突变的晚期 NSCLC，STARTRK-2、STARTRK-1 和 ALKA-372-001 三项临床研究的汇总结果[2]显示，BICR 评估的恩曲替尼治疗后 *NTRK* 融合实体瘤患者的 ORR 为 57.0%，中位 PFS 为 11.2 个月，DoR 为 10.4 个月，颅内客观反应率为 50.0%。2019 年美国 FDA 已批准恩曲替尼用于 *NTRK* 融合基因阳性实体瘤的治疗。一项发表在《新英格兰医学杂志》上总共纳入 55 例 *NTRK* 融合实体瘤患者的研究[3]显示拉罗替尼治疗 ORR 为 75%，在 1 年时研究者评估，71% 的患者应答持续，55% 的患者保持无进展。因此美国 FDA 批准拉罗替尼用于无已知获得性耐药突变的 *NTRK* 融合肿瘤患者。目前，NMPA 已批准恩曲替尼和拉罗替尼治疗 *NTRK* 融合晚期 NSCLC，因此本指南将其上调为 I 级推荐。

针对 *MET 14* 外显子跳跃突变的晚期 NSCLC，赛沃替尼作为国内自主研发的 MET 抑制剂，II 期临床研究[9]数据显示，独立评审委员会（IRC）评估的 ORR 为 49.2%，DCR 为 93.4%，DoR 达 6 个月。亚组分析显示，赛沃替尼治疗其他类型 NSCLC 患者的 DCR 达到 95.1%，中位 PFS 达到 9.7 个月。

基于此，NMPA 已批准赛沃替尼用于治疗 *MET* 外显子 14 跳跃突变的后线治疗并纳入医保，故本指南将其上调为 I 级推荐。II 期临床研究 GEOMETRY mono-1 研究[4]针对卡马替尼治疗 *MET* 外显子 14 跳跃的 NSCLC 患者，结果显示卡马替尼对初治患者 ORR 为 68%，DOR 超过 12 个月的患者比例为 47%；经治患者的 ORR 为 41%，DoR 超过 12 个月的患者比例为 32%。此外另一项 VISION 研究[5]揭示了特泊替尼治疗含 *MET* 外显子 14 跳跃突变的晚期 NSCLC 的有效性和安全性。根据液体活检或组织活检确定是否检测到 *MET* 外显子 14 跳跃突变，结果显示特泊替尼在血液 + 组织联合活检组的有效率为 46%，mDoR 达 11.1 个月，液体活检组 66 例，有效率为 48%，组织活检组 60 例，有效率为 50%。基于此，美国 FDA 已批准卡马替尼和特泊替尼用于一线和后线治疗局部晚期或转移性 *MET* 14 跳跃突变的 NSCLC 患者，但国内未获批上市，因此本指南仅将两者作为 III 级推荐。谷美替尼是国产的新型 MET 抑制剂，单臂 II 期 GLORY 研究评估了谷美替尼治疗携带 METex14 跳变的局部晚期或转移性 NSCLC 的有效性和安全性。结果显示：总体 ORR 为 60.9%；在初治患者中，ORR 为 66.7%；在经治患者中，ORR 为 51.9%。总体人群的 PFS 为 7.6 个月。

针对 *RET* 融合的晚期 NSCLC，ARROW 研究[8]结果显示，RET 抑制剂普拉替尼（BLU-667）在接受或未接受治疗的 *RET* 融合阳性 NSCLC 患者中均显示出临床获益，经治患者 ORR 为 62%，PFS 为 16.5 个月；初治患者 ORR 为 79%，PFS 为 13.0 个月。基于 ARROW 研究阳性结果，普拉替尼于 2021 年被 NMPA 获批上市，用于既往接受过含铂化疗的 *RET* 融合阳性晚期 NSCLC 患者，因 *RET* 融合基因为罕见突变，开展随机对照研究难，经专家组投票后决议，本次指南更新将其上调为 I 级推荐。鉴于 2022 年 10 月 NMPA 已受理普拉替尼治疗晚期 *RET* 融合阳性 NSCLC 一线治疗申请，且美国 FDA 已批准普拉替尼一线治疗 *RET* 融合阳性晚期 NSCLC。经专家组投票，本次指南新增

"普拉替尼一线治疗 RET 融合阳性晚期 NSCLC"并作为Ⅱ级推荐。LIBRETTO-001 研究[6-7]探索了赛普替尼（LOXO-292）在 *RET* 融合患者中的疗效及安全性，结果显示 ORR 为 64%，DoR 达 17.5 个月，DoR 超过 6 个月的患者比例为 81%。NMPA 已批准赛普替尼用于 *RET* 融合阳性晚期 NSCLC，因此本指南将其上调为Ⅰ级推荐。

针对 *KRAS G12C* 突变的晚期 NSCLC，CodeBreak 100[10] Ⅱ 期临床研究结果显示，Sotorasib（AMG 510）治疗 *KRAS* 突变 NSCLC 患者的 ORR 为 37.1%，DCR 为 80.6%，中位 PFS 为 6.8 个月。此外，Adagasib（MRTX849）在 *KRAS G12C* 突变的晚期 NSCLC 中也显示出了良好的抗肿瘤活性，KRYSTAL 01 临床研究结果显示，Adagasib（MRTX849）[11] 的 ORR 为 43%，DCR 为 80.0%，中位 PFS 为 6.5 个月，中位 OS 为 12.6 个月。2022 年 FDA 已批准 Adagasib 上市，用于携带 *KRAS G12C* 突变的 NSCLC 患者的后线治疗，但国内尚未上市，因此本指南将其作为Ⅲ级推荐。

针对 *HER2* 突变的晚期 NSCLC，吡咯替尼作为一种泛 ErbB 受体酪氨酸激酶抑制剂，显示出良好的疗效[12]。国内关于吡咯替尼治疗 *HER2* 突变型铂类化疗后的晚期肺腺癌的Ⅱ期临床研究[13]（NCT02834936）结果显示，经 IRC 评估的 ORR 为 30.0%，DoR 为 6.9 个月，中位 PFS 为 6.9 个月，中位 OS 为 14.4 个月，且安全性良好。NMPA 已批准吡咯替尼联合卡培他滨应用于 *HER2* 阳性晚期乳腺癌，但尚未批 NSCLC 适应证。因此本指南将其作为 *HER2* 突变 NSCLC 后线治疗的Ⅲ级推荐。此外，德喜曲妥珠单抗（DS-8201a）[14] 在 *HER2* 突变的晚期 NSCLC 也显示出了良好的抗肿瘤活性，客观缓解率、中位无进展生存期、中位总生存期分别为 55%、8.2 个月、17.8 个月，目前 FDA 已批准德喜曲妥珠单抗用于后线治疗 *HER2* 突变晚期 NSCLC，且中国于 2023 年 2 月获批其乳腺癌适应证，经专家组投票，上调其为Ⅲ级推荐。

5.5.5 靶向治疗药物获批适应证（截至 2023 年 3 月）

名称	FDA	EMA	NMPA
吉非替尼（Gefitinib）	用于存在 *EGFR* 敏感突变（19del 及 L858R）的转移性 NSCLC 一线治疗	用于存在 *EGFR* 激活突变的局部晚期或转移性 NSCLC 成年患者	用于存在 *EGFR* 敏感突变（19del 及 L858R）的局部晚期或转移性 NSCLC 一线治疗
埃克替尼（Icotinib）			用于存在 *EGFR* 敏感突变（19del 及 L858R）的 Ⅱ～Ⅲ A 期 NSCLC 的术后辅助治疗； 单药用于存在 *EGFR* 敏感突变（19del 及 L858R）的局部晚期或转移性 NSCLC 一线治疗 单药用于治疗既往至少接受一个含铂化疗方案失败后的局部晚期或转移性 NSCLC

名称	FDA	EMA	NMPA
厄洛替尼 （Erlotinib）	联合雷莫芦单抗用于存在 *EGFR* 敏感突变（19del 及 L858R）的局部晚期或转移性 NSCLC 一线治疗 用于存在 *EGFR* 敏感突变（19del 及 L858R）的局部晚期或转移性 NSCLC 一线 4 周期含铂化疗后维持治疗 单药用于存在 *EGFR* 敏感突变（19del 及 L858R）的局部晚期或转移性 NSCLC 一线治疗 单药用于治疗既往至少接受一个含铂化疗方案失败后的存在 *EGFR* 敏感突变（19del 及 L858R）的局部晚期或转移性 NSCLC	用于存在 *EGFR* 敏感突变（19del 及 L858R）的局部晚期或转移性 NSCLC 一线 4 周期含铂化疗后维持治疗 单药用于存在 *EGFR* 敏感突变（19del 及 L858R）的局部晚期或转移性 NSCLC 一线治疗 单药用于治疗既往至少接受一个含铂化疗方案失败后的存在 *EGFR* 敏感突变（19del 及 L858R）的局部晚期或转移性 NSCLC	用于存在 *EGFR* 敏感突变（19del 及 L858R）的局部晚期或转移性 NSCLC 一线 4 周期含铂化疗后维持治疗 单药用于存在 *EGFR* 敏感突变（19del 及 L858R）的局部晚期或转移性 NSCLC 一线治疗 单药用于治疗既往至少接受一个含铂化疗方案失败后的存在 *EGFR* 敏感突变（19del 及 L858R）的局部晚期或转移性 NSCLC

靶向治疗药物获批适应证（截至 2023 年 3 月）（续）

名称	FDA	EMA	NMPA
奥希替尼（Osimertinib）	用于根治性手术且术后检测为 *EGFR* 19del 或 L858R 阳性的转移 NSCLC 辅助治疗 用于存在 *EGFR* 敏感突变（19del 及 L858R）的转移性 NSCLC 一线治疗 存在 T790M 突变的经 EGFR-TKI 治疗失败的晚期 NSCLC	用于根治性手术且术后检测为 *EGFR* 19del 或 L858R 阳性的转移性 NSCLC 辅助治疗 用于存在 *EGFR* 敏感突变（19del 及 L858R）的转移性 NSCLC 一线治疗 存在 *EGFR* T790M 突变的局部晚期或转移性 NSCLC	用于根治性手术且术后检测为 *EGFR* 19del 或 L858R 阳性的转移 NSCLC 辅助治疗 用于存在 *EGFR* 敏感突变（19del 及 L858R）的转移性 NSCLC 一线治疗 存在 T790M 突变的经 EGFR-TKI 治疗失败的晚期 NSCLC 二线治疗
达可替尼（Dacomitinib）	用于存在 *EGFR* 敏感突变（19del 及 L858R）的转移性 NSCLC 一线治疗	用于存在 *EGFR* 敏感突变（19del 及 L858R）的转移性 NSCLC 一线治疗	用于存在 *EGFR* 敏感突变（19del 及 L858R）的转移性 NSCLC 一线治疗

基于病理类型、分期和分子分型的综合治疗

靶向治疗药物获批适应证（截至 2023 年 3 月）（续）

名称	FDA	EMA	NMPA
阿法替尼（Afatinib）	扩大原有适应证至无 *EGFR* 耐药突变的转移性 NSCLC 一线治疗；含铂化疗失败后的肺鳞癌患者；存在 19del 或 L858R *EGFR* 突变的转移性 NSCLC	存在 *EGFR* 敏感突变的，既往未经 EGFR-TKI 治疗过的局部晚期或转移性 NSCLC 含铂化疗失败后的局部晚期或转移性肺鳞癌	既往未经 EGFR-TKI 治疗过的，存在 *EGFR* 突变的局部晚期或转移性 NSCLC 含铂化疗治疗失败后的局部晚期或转移性肺鳞状细胞癌
阿美替尼（Almonertinib）			具有 *EGFR* 外显子 19 缺失或外显子 21（L858R）置换突变的局部晚期或转移性非小细胞肺癌成人患者的一线治疗 存在 T790M 突变的经一代或者二代 EGFR-TKI 治疗失败的晚期 NSCLC 二线治疗

名称	FDA	EMA	NMPA
伏美替尼（Furmonertinib）			具有 *EGFR* 外显子 19 缺失或外显子 21（L858R）置换突变的局部晚期或转移性非小细胞肺癌成人患者的一线治疗 存在 T790M 突变的经一代或者二代 EGFR-TKI 治疗失败的晚期 NSCLC 二线治疗
塞瑞替尼（Ceritinib）	*ALK* 阳性的晚期 NSCLC 一线治疗 *ALK* 阳性的，克唑替尼治疗失败后的晚期 NSCLC 二线治疗	*ALK* 阳性的晚期 NSCLC 一线治疗 *ALK* 阳性的，克唑替尼治疗失败后的晚期 NSCLC 二线治疗	*ALK* 阳性的晚期 NSCLC 一线治疗 *ALK* 阳性的，克唑替尼治疗失败后的晚期 NSCLC 二线治疗

基于病理类型、分期和分子分型的综合治疗

名称	FDA	EMA	NMPA
阿来替尼（Alectinib）	*ALK* 阳性的晚期 NSCLC 一线治疗 *ALK* 阳性的，克唑替尼治疗失败后的晚期 NSCLC 二线治疗	*ALK* 阳性的晚期 NSCLC 一线治疗 *ALK* 阳性的，克唑替尼治疗失败后的晚期 NSCLC 二线治疗	*ALK* 基因融合阳性的局部晚期或转移性 NSCLC
克唑替尼（Crizotinib）	*ALK/ROS1* 阳性的晚期 NSCLC 一线治疗	*ALK/ROS*1 阳性的晚期 NSCLC 一线治疗	*ALK/ROS1* 阳性的晚期 NSCLC 一线治疗
恩沙替尼（Ensarinib）	一线治疗 *ALK* 阳性 NSCLC 患者		*ALK* 阳性的晚期 NSCLC 一线治疗 *ALK* 阳性的，克唑替尼治疗失败后的晚期 NSCLC 二线治疗

靶向治疗药物获批适应证（截至 2023 年 3 月）（续）

名称	FDA	EMA	NMPA
布格替尼（Brigatinib）	用于既往克唑替尼治疗失败或不能耐受的 *ALK* 阳性晚期 NSCLC 二线治疗	用于既往克唑替尼治疗失败的 *ALK* 阳性晚期 NSCLC 二线治疗	用于 *ALK* 阳性的局部晚期或转移性非小细胞肺癌一线治疗与后线治疗
洛拉替尼（Lorlatinib）	用于治疗 *ALK* 阳性晚期 NSCLC 成人患者 用于克唑替尼和至少一种其他 ALK 抑制剂失败或阿来替尼 / 塞瑞替尼作为首个 ALK 抑制剂治疗失败的 *ALK* 阳性的转移性 NSCLC	用于 *ALK* 阳性晚期 NSCLC 成人患者的一线治疗 用于克唑替尼和至少一种其他 ALK 抑制剂失败或阿来替尼 / 塞瑞替尼作为首个 ALK 抑制剂治疗失败的 *ALK* 阳性的转移性 NSCLC	*ALK* 阳性的局部晚期或转移性非小细胞肺癌（NSCLC）患者的一线和后线治疗

基于病理类型、分期和分子分型的综合治疗

靶向治疗药物获批适应证（截至 2023 年 3 月）（续）

名称	FDA	EMA	NMPA
赛沃替尼（Savolitinib）			用于含铂化疗后疾病进展或不耐受标准含铂化疗的、具有 *MET* 外显子 14 跳跃变异的局部晚期或转移性非小细胞肺癌成人患者
普拉替尼（Pralsetinib）	*RET* 融合阳性的转移性 NSCLC		*RET* 融合阳性的 NSCLC 后线治疗
赛普替尼（Selpercatinib）	*RET* 融合阳性的转移性 *NSCLC*	用于既往接受过免疫和 / 或含铂双药的晚期 *RET* 融合阳性的 *NSCLC* 和 *RET* 融合阳性甲状腺癌的二线治疗	用于 *RET* 融合阳性晚期 **NSCLC**

名称	FDA	EMA	NMPA
莫博赛替尼（Mobocertinib）	接受含铂化疗治疗中或治疗后疾病出现进展携带 *EGFR* 外显子 20 插入突变的局部晚期或转移性 NSCLC 患者		用于含铂化疗进展后的 *EGFR* 20ins NSCLC 治疗
Amivantamab	*EGFR* 20 号外显子插入突变二线治疗		
达拉非尼 +曲美替尼	*BRAF V600* 突变转移性 NSCLC 的一线治疗		*BRAF V600* 突变转移性 *NSCLC* 的一线治疗
拉罗替尼（Larotrectinib）	*NTRK* 融合阳性的成人和儿童晚期实体瘤	*NTRK* 融合阳性的成人和儿童晚期实体瘤	Ⅳ 期 *NTRK* 融合 NSCLC 的一线治疗
卡马替尼（Capmatinib）	*MET* 外显子 14 跳跃变异的转移性 NSCLC 一线及后线治疗		

基于病理类型、分期和分子分型的综合治疗

121

靶向治疗药物获批适应证（截至 2023 年 3 月）（续）

名称	FDA	EMA	NMPA
特泊替尼 （Tepotinib）	*MET* 外显子 14 跳跃变异的转移性 NSCLC 一线及后线治疗		
恩曲替尼 （Entrectinib）	*ROS1/NTRK* 融合阳性的晚期 NSCLC 一线治疗	*ROS1/NTRK* 融合阳性的晚期 NSCLC 一线治疗	*ROS1/NTRK* 融合阳性的晚期 NSCLC 一线治疗
Sotorasib	*KRAS G12C* 突变 NSCLC 的后线治疗		
Adagrasib	*KRAS G12C* 突变 NSCLC 的后线治疗		
德喜曲妥珠单抗 （DS-8201a）	*HER2* 突变晚期 NSCLC 后线治疗		既往接受过一种或一种以上抗 HER2 药物治疗的不可切除或转移性 *HER2* 阳性成人乳腺癌患者

参考文献

[1] PLANCHARD D, SMIT EF, GROEN HJM, et al. Dabrafenib plus trametinib in patients with previously untreated BRAF (V600E)-mutant metastatic non-small-cell lung cancer: An open-label, phase 2 trial. Lancet Oncol, 2017, 18 (10): 1307-1316.

[2] DOEBELE RC, DRILON A, PAZ-ARES L, et al. Entrectinib in patients with advanced or meta-static NTRK fusion-positive solid tumours: Integrated analysis of three phase 1-2 trials. Lancet Oncol, 2020, 21 (2): 271-282.

[3] DRILON A, L AETSCH TW, KUMMAR S, et al. Efficacy of larotrectinib in TRK fusion-positive cancers in adults and children. N Engl J Med, 2018, 378 (8): 731-739.

[4] WOLF J, SETO T, HAN JY, et al. Capmatinib in MET Exon 14-mutated or met-amplified non-small-cell lung cancer. N Engl J Med, 2020, 383 (10): 944-957.

[5] PAIK PK, FELIP E, VEILLON R, et al. Tepotinib in non-small-cell lung cancer with MET Exon 14 skipping mutations. N Engl J Med, 2020, 383 (10): 931-943.

[6] DRILON A, OXNARD GR, TAN DSW, et al. Efficacy of selpercatinib in RET fusion-positive non-small-cell lung cancer. N Engl J Med, 2020, 383 (9): 813-824.

[7] DRILLON A, OXNARD G, WIRTH L, et al. Registrational results of LIBRETTO-001: A phase 1/2 trial of LOXO-292 in patients with RET fusion-positive lung cancers. J Thorac Oncol, 2019, 14: S6-S7.

[8] GAINOR JF, CURIGLIANO G, KIM DW, et al. Pralsetinib for RET fusion-positive non-small-cell lung cancer (ARROW): A multi-cohort, open-label, phase 1/2 study. Lancet Oncol, 2021, 22 (7): 959-969.

[9] LU S, FANG J, LI XY, et al. Phase II study of savolitinib in patients (pts) with pulmonary sarcomatoid carci-

noma (PSC) and other types of non-small cell lung cancer (NSCLC) harboring MET exon 14 skipping mutations (METex14+). Lancet Respir Med, 2021, 9:(10): 1154-1164.

[10] SKOULIDIS F, LI BT, DY GK, et al. Sotorasib for Lung cancers with KRAS p. G12C mutation. N Engl J Med, 2021, 384 (25): 2371-2381.

[11] OU SI, JÄNNE PA, LEAL TA, et al. First-in-human phase I / I B dose-finding study of adagrasib (MRTX849) in patients with advanced KRASG12C solid tumors (KRYSTAL-1). J Clin Oncol, 2022, 40 (23): 2530-2538.

[12] WANG Y, JIANG T, QIN Z, et al. HER2 exon 20 insertions in non-small-cell lung cancer are sensitive to the irreversible pan-HER receptor tyrosine kinase inhibitor pyrotinib. Ann Oncol, 2019, 30 (3): 447-455.

[13] ZHOU C, LI X, WANG Q, et al. Pyrotinib in HER2-mutant advanced lung adenocarcinoma after platinum-based chemotherapy: A multicenter, open-label, single-arm, phase II Study. J Clin Oncol, 2020, 38 (24): 2753-2761.

[14] LI BT, SMIT EF, GOTO Y, et al. Trastuzumab deruxtecan in HER2-mutant non-small-cell lung cancer. N Engl J Med, 2022, 386 (3): 241-251.

5.6 Ⅳ期无驱动基因非鳞癌非小细胞肺癌的治疗

分期	分层	Ⅰ级推荐	Ⅱ级推荐	Ⅲ级推荐
Ⅳ期无驱动基因、非鳞癌 NSCLC 一线治疗[a]	PS=0~1	1. 培美曲塞联合铂类＋培美曲塞单药维持治疗 2. 贝伐珠单抗[b]联合含铂双药化疗[1-2]＋贝伐珠单抗维持治疗 3. 含顺铂或卡铂双药方案：顺铂/卡铂联合吉西他滨或多西他赛或紫杉醇或紫杉醇脂质体（2A 类）或长春瑞滨或培美曲塞或紫杉醇聚合物胶束[3] 4. 阿替利珠单抗（限 PD-L1 TC ≥ 50% 或 IC ≥ 10%）[4] 5. 帕博利珠单抗单药 [限 PD-L1 TPS ≥ 50%，PD-L1 TPS 1%~49%（2A 类）] [5] 6. 培美曲塞＋铂类联合帕博利珠或卡瑞利珠或信迪利或替雷利珠或阿替利珠或舒格利单抗或特瑞普利单抗[6-12]	1. 紫杉醇＋卡铂＋贝伐珠单抗联合阿替利珠单抗[13] 2. 白蛋白紫杉醇＋卡铂联合阿替利珠单抗[14] 3. 重组人血管内皮抑制素联合长春瑞滨和顺铂＋重组人血管内皮抑制素维持治疗（2B 类）	纳武利尤单抗和伊匹木单抗联合两周期培美曲塞＋铂类[15]

基于病理类型、分期和分子分型的综合治疗

分期	分层	I级推荐	II级推荐	III级推荐
IV期无驱动基因、非鳞癌NSCLC一线治疗 [a]	PS=2	单药化疗： 吉西他滨 紫杉醇 长春瑞滨 多西他赛 培美曲塞（2A 类）	培美曲塞＋卡铂（2A 类）；紫杉醇周疗＋卡铂（2A 类）	
二线治疗 [c]	PS=0~2	纳武利尤[16]或替雷利珠单抗[17]或多西他赛或培美曲塞（如一线未用同一药物）	帕博利珠（限 PD-L1 TPS ≥ 1%）[18]阿替利珠单抗[19]	
	PS=3~4	最佳支持治疗		
三线治疗	PS=0~2	纳武利尤单抗[16]或多西他赛或培美曲塞（如既往未用同一药物） 安罗替尼（限 2 个化疗方案失败后）	鼓励患者参加临床研究	

注：a. 抗肿瘤治疗同时应给予最佳支持治疗。

b. 包括原研贝伐珠单抗和经 NMPA 批准的贝伐珠单抗生物类似物。

c. 如果疾病得到控制且不良反应可耐受，化疗直至疾病进展。

【注释】

　　无驱动基因，PS=0~1 分的非鳞非小细胞肺癌患者一线经典方案为含铂双药化疗，ECOG1594 研究提示第三代新药联合铂类（顺铂 / 卡铂）疗效达到瓶颈（具体药物用法、用量及周期数，见常用非小细胞肺癌一线化疗方案）。PARAMOUNT 研究证实，培美曲塞联合顺铂 4 个周期后，无进展患者继续接受培美曲塞维持治疗直到疾病进展或不可耐受，与安慰剂相比能显著延长 PS 评分为 0~1 分患者的 PFS（中位，4.1 个月 vs. 2.8 个月）及 OS（中位，13.9 个月 vs. 11.0 个月）。在中国人群开展的 BEYOND 研究显示，贝伐珠单抗联合组较单纯化疗组显著延长中位 PFS，疾病进展风险下降，中位 OS 显著延长至 24.3 个月，并显著提高了客观缓解率（ORR）和疾病控制率（DCR），不良反应可以接受[1]。基于国内真实世界研究的结果，2018 年 NMPA 已经批准含铂双药化疗联合贝伐珠单抗一线治疗方案。一项随机、双盲、多中心、头对头 Ⅲ 期临床研究 QL1101-002 研究结果[2]显示，贝伐珠单抗生物类似物（安可达）与原研药贝伐珠单抗相比，ORR 达到主要研究终点（52.8% vs. 56.8%，HR=0.93），且安全性相似，随后国内多个贝伐珠单抗生物类似物已经获得 NMPA 批准上市。长春瑞滨联合顺铂方案一线化疗的基础上联合重组人血管内皮抑素治疗晚期 NSCLC 患者，能显著提高 ORR 并延长疾病进展时间。

　　PD-1/PD-L1 抑制剂目前已成为Ⅳ期无驱动基因突变非鳞非小细胞肺癌一线标准治疗方案。Ⅲ期临床研究 IMpower110[4]结果显示，对比化疗，阿替利珠单抗显著改善 PD-L1 高表达（TC ≥ 50% 或 IC ≥ 10%）的野生型Ⅳ期非鳞或鳞状 NSCLC 患者的 PFS（HR=0.63）和 OS（HR=0.59）。2021年 NMPA 批准阿替利珠单抗用于经 NMPA 批准的检测方法评估为 PD-L1 TC ≥ 50% 或 IC ≥ 10%

的 *EGFR/ALK* 阴性的转移性 NSCLC 一线单药治疗。KEYNOTE-024 研究纳入了 305 例 PD-L1 TPS 均 ≥ 50% 且 *EGFR/ALK* 野生型晚期 NSCLC（包括腺癌和鳞癌）患者，帕博利珠单抗较化疗显著延长 PFS（*HR*=0.50）和 OS（*HR*=0.63），且不良反应发生率低于化疗组。KEYNOTE-042 研究[5]进一步将入组标准扩大至 PD-L1 TPS ≥ 1%，结果提示与化疗相比，帕博利珠单抗显著降低死亡风险 19%，但亚组分析提示主要获益人群为 PD-L1 TPS ≥ 50% 的患者。NMPA 已于 2019 年批准其一线适应证，适用于 PD-L1 TPS ≥ 1% 患者。本指南将帕博利珠单抗一线治疗作为 Ⅰ 级推荐，其中 PD-L1 TPS ≥ 50% 为 1A 类证据，PD-L1 TPS ≥ 1% 为 2A 证据。

免疫联合治疗方面，KEYNOTE-189 研究[6]显示帕博利珠单抗联合培美曲塞和铂类较单纯化疗治疗晚期 *EGFR/ALK* 野生型非鳞 NSCLC 患者，联合治疗组 ORR（47.6% vs. 18.9%，*P* < 0.000 1）、PFS（*HR*=0.52）均有显著获益，且在各个 PD-L1 表达亚组均能获益，NMPA 已批准帕博利珠单抗联合培美曲塞和铂类作为驱动基因阴性晚期非鳞 NSCLC 一线治疗。我国自主研发的 PD-1 单抗卡瑞利珠单抗联合化疗（培美曲塞 + 卡铂）对比化疗一线治疗晚期 / 转移性非小细胞肺癌的 CAMEL Ⅲ 期临床研究[7]显示，卡瑞利珠单抗 + 化疗组相比化疗组显著延长 PFS（*HR*=0.60）和 OS（中位，27.9 个月 vs. 20.5 个月，*P*=0.011 7）。另一个我国自主研发的 PD-1 单抗信迪利单抗的 Ⅲ 期 ORIENT-11 研究[8]显示，信迪利单抗联合化疗组相比化疗组显著延长 PFS。此外，RATIONALE 304 研究[9]结果显示，相较于单纯标准化疗，替雷利珠单抗联合铂类 + 培美曲塞达到主要研究终点，显著延长 PFS。GEMSTONE-302 研究[10]结果显示，国产 PD-L1 单抗舒格利单抗联合铂类 + 培美曲塞治疗 *EGFR/ALK* 阴性的转移性 NSCLC 对比单纯标准化疗，显著延长 PFS（中位，9.0 个月 vs. 4.9 个月，*HR*=0.48，*P* < 0.000 1），ORR 提升至 63.4%（63.4% vs. 40.3%）。CHOICE-01 研究[14]结果显示，国产

PD-1 单抗特瑞普利单抗联合铂类 + 培美曲塞治疗 *EGFR/ALK* 阴性的转移性 NSCLC 对比单纯标准化疗，显著延长 PFS（中位，9.7 个月 vs. 5.5 个月，*HR*=0.48，*P*<0.000 1）和 OS（未达到 vs. 17.0 个月，*HR*=0.48，*P* = 0.000 2），NMPA 于 2022 年 9 月批准了特瑞普利单抗联合标准化疗用于晚期驱动基因阴性非鳞 NSCLC 患者一线治疗的适应证，因此本指南将其从 Ⅱ 级推荐上升为 Ⅰ 级推荐。IMpower132 研究[11]结果显示与单纯化疗相比，"阿替利珠 + 铂类 + 培美曲塞"治疗显著延长 PFS 2.5 个月（中位，7.7 个月 vs. 5.2 个月，*HR*=0.56，*P*<0.000 1）。NMPA 于 2021 年批准阿替利珠单抗联合培美曲塞和铂类用于 *EGFR/ALK* 阴性的转移性非鳞癌 NSCLC 患者的一线治疗。

IMpower150 研究[12]总计纳入 1 202 例患者（含 *EGFR* 或 *ALK* 突变患者），随机分至阿替利珠单抗 + 卡铂 + 紫杉醇组（402 例，arm A），阿替利珠单抗 + 贝伐珠单抗 + 卡铂 + 紫杉醇（400 例，arm B）及贝伐珠单抗 + 卡铂 + 紫杉醇（400 例，arm C）。与 arm C 相比，arm B 中阿替利珠单抗的加入显著延长 PFS 1.5 个月（中位，8.3 个月 vs. 6.8 个月，*HR*=0.62，*P*<0.001）；延长 OS 4.5 个月（中位，19.2 个月 vs. 14.7 个月，*HR*=0.78，*P*=0.02）；ORR 提升至 63.5%（63.5% vs. 48.0%），亚组分析显示，*EGFR/ALK* 突变及肝转移人群中更具优势。美国 FDA 和 EMA 批准阿替利珠单抗联合贝伐珠单抗及紫杉醇 + 卡铂一线治疗的适应证。此外，IMpower130 研究[13]显示，阿替利珠单抗联合化疗一线治疗无 *EGFR* 及 *ALK* 突变的晚期 NSCLC 患者，相比于单纯化疗可显著延长 PFS（中位，7.0 个月 vs. 5.5 个月，*HR*=0.64，*P*<0.000 1）和 OS（中位，18.6 个月 vs. 13.9 个月，*HR*=0.79，*P*=0.033），美国 FDA 也批准白蛋白紫杉醇 + 卡铂联合阿替利珠单抗用于无 *EGFR* 及 ALK 突变的转移性 NSCLC 一线治疗。CHOICE-01 研究[14]显示，特瑞普利单抗联合培美曲塞和铂类一线治疗非鳞癌 NSCLC，显著延长 PFS 2.7 个月（中位，8.3 个月 vs. 5.6 个月，*HR*=0.58，*P*=0.000 1），OS 表现临床获益趋势，ORR 提升

为 58.6%（58.6% vs. 26.5%），中位 DoR 为 8.6 个月 vs. 5.1 个月，但上述方案均未获 NMPA 批准，将其纳入驱动基因阴性的晚期 NSCLC 一线治疗的 II 级推荐。

双免疫联合治疗（PD-1 抑制剂联合 CTLA-4 抑制剂）一线治疗也报道了阳性结果。CheckMate-9LA 研究[15] 是探索纳武利尤单抗 + 伊匹木单抗 +2 个周期的化疗对比单纯化疗治疗未曾接受系统治疗的晚期 NSCLC 的疗效和安全性的 III 期临床研究，结果显示中位随访 13.2 个月时，双免疫联合化疗治疗组较化疗组显著延长 PFS（中位，6.7 个月 vs. 5.0 个月，HR=0.68）和 OS（中位，15.6 个月 vs. 10.9 个月，HR=0.66），无论 PD-L1 表达水平和肿瘤组织学类型（鳞癌或非鳞癌）如何，双免疫 +2 周期化疗组均显示出临床获益。2020 年美国 FDA 据此研究批准纳武利尤单抗 + 伊匹木单抗 + 化疗（2 周期）一线用于晚期或者复发的 NSCLC，但中国暂未批准其适应证，因此本指南将其作为一线治疗 III 级推荐。CheckMate-227 研究 Part1 结果显示，与化疗相比，纳武利尤单抗联合伊匹木单抗治疗在 PD-L1TPS ≥ 1% 的患者中 OS 获益显著（中位，17.1 个月 vs. 14.9 个月，HR=0.79，P=0.007），CR 率显著提高至 5.8%，中位 DoR 长达 23.2 个月。在 PD-L1 TPS<1% 的患者中 OS 也获益显著（中位，17.2 个月 vs. 12.2 个月，HR=0.62）。但该研究主要研究终点为 PD-L1 TPS ≥ 1% 人群的 OS，因此 2020 年美国 FDA 仅批准纳武利尤单抗联合伊匹木单抗用于 PD-L1 TPS ≥ 1% 的 EGFR/ALK 阴性的转移性 NSCLC 一线治疗。未来需要更多证据支持 CheckMate-227 研究方案的疗效，因此本指南暂时将其写入文字注释部分。

一项关于紫杉醇聚合物胶束的国内 III 期随机对照临床试验[3]，将 448 例 IIIB~ IV 期 NSCLC 患者随机分为紫杉醇聚合物胶束 + 顺铂组（300 例）和紫杉醇 + 顺铂组（148 例），与对照组相比，实验组的 OS 虽无显著延长，但 ORR 有显著改善（50% vs. 26%，P<0.000 1），中位 PFS 有显著获益（6.4 个

月 vs. 5.3 个月，*HR*=0.63，*P*=0.000 1），与治疗相关的严重不良事件发生率显著降低（9% vs. 18%，*P*=0.009 0）。NMPA 于 2021 年 10 月批准紫杉醇聚合物胶束联合铂类用于驱动基因阴性晚期 NSCLC 患者的一线治疗。因此本指南新增上述方案为一线治疗并作 I 级推荐。

对 PS 评分为 2 分的患者，多项临床研究证实，单药化疗较最佳支持治疗（BSC）能延长生存期并提高生活质量。可选的单药化疗方案包括吉西他滨、长春瑞滨、紫杉醇、多西他赛或培美曲塞。IPSOS 是一项随机对照 III 期临床研究，旨在比较阿特珠单抗和单药化疗在无驱动基因变异、PS 较差（≥2）或 70 岁以上有并发症不适合接受含铂双药化疗局部晚期 / 转移性 NSCLC 中的疗效与安全性。结果显示：与单药化疗相比，阿替利珠单抗显著延长了患者 OS（10.3 个月 vs. 9.2 个月，*HR*=0.78，*P*=0.028），ORR 分别为 16.9% 和 7.9%，两组中位 DoR 分别为 14 个月和 7.8 个月。目前 NMPA 及美国 FDA 均尚未批准阿特珠单抗在此类人群中的应用，故本次指南暂时将其写入文字注释部分。PS 评分 ≥3 分的患者不建议化疗，建议最佳支持治疗。

PD-1/PD-L1 抑制剂免疫治疗已成为 NSCLC（包括鳞癌和非鳞癌）二线治疗新标准。中国人群开展的纳武利尤单抗二线治疗 CheckMate-078 研究[16] 显示，纳武利尤单抗较多西他赛显著延长 OS，提高 ORR，且不良反应更优，NMPA 已于 2018 年批准纳武利尤单抗二线适应证。我国自主研发的 PD-1 单抗替雷利珠单抗对比多西他赛二线 / 三线治疗局部晚期或者转移性 NSCLC（包括鳞癌和非鳞癌）的 RATIONALE 303 III 期临床研究[17] 结果显示替雷利珠单抗组相比化疗组显著延长 OS（中位，17.2 个月 vs. 11.9 个月，*HR*=0.64，*P*<0.000 1）。NMPA 已批准替雷利珠单抗单药二线治疗非鳞癌 NSCLC，故本指南上调替雷利珠的推荐等级至 I 级推荐。此外，KEYNOTE-010 研究[18] 显示，在 PD-L1 表达阳性（PD-L1 TPS ≥ 1%）晚期 NSCLC 中，帕博利珠单抗较多西他赛具有更好的 OS 生存

获益；OAK 研究亚组分析[19]显示，阿替利珠单抗二线治疗晚期 NSCLC 患者较多西他赛可以显著地延长 OS。基于该两项研究结果，FDA 批准了帕博利珠单抗用于 PD-L1 表达阳性（PD-L1 TPS ≥ 1%）的晚期 NSCLC 的二线治疗；也批准阿替利珠单抗用于转移性 NSCLC 含铂方案化疗后 / 敏感突变患者 EGFR/ALK-TKI 治疗后的二线治疗。帕博利珠单抗和阿替利珠单抗国内尚未批准肺癌二线治疗适应证，因此，本版指南将其均作为 II 级推荐二线治疗晚期非鳞癌患者。此外，卡瑞利珠单抗二线治疗晚期 / 转移性 NSCLC 的 II 期研究结果显示，整体的 ORR 达 18.5%，中位 PFS 为 3.2 个月，中位 OS 为 19.4 个月，疗效与 PD-L1 表达具有一定的相关性。卡瑞利珠单抗联合阿帕替尼在 II 期研究中显示出肿瘤活性，ORR 为 30.9%，中位 PFS 为 5.7 个月，中位 OS 为 15.5 个月[20]。

PS 评分为 0~2 分患者给予二线化疗。在二线治疗中，两药方案化疗较单药化疗未显示出生存获益。单药化疗可以改善疾病相关症状及 OS。二线治疗可选方案包括多西他赛及培美曲塞，具体药物用法用量见常用非小细胞肺癌二线化疗方案。

盐酸安罗替尼三线治疗的 III 期临床研究（ALTER0303）纳入 437 例至少经两线治疗的 IIIB/ IV 期 NSCLC 患者，分别给予安罗替尼（n=296）或安慰剂（n=143），结果显示，安罗替尼能够显著延长 PFS（中位，5.4 个月 vs. 1.4 个月，$P<0.0001$）和 OS（中位，9.6 个月 vs. 6.3 个月，P=0.001 8）。NMPA 已于 2018 年 5 月批准安罗替尼的三线适应证，用于既往至少接受过 2 种系统化疗后出现进展或复发的局部晚期或转移性非小细胞肺癌患者的治疗。对于 PS 评分为 0~2 分的患者，积极的三线治疗或可带来获益，但需综合评估潜在的治疗风险与获益。推荐三线治疗可给予其二线未用的治疗方案，如纳武利尤单抗单药治疗或多西他赛或培美曲塞单药治疗。

参考文献

[1] ZHOU C, WU YL, CHEN G, et al. BEYOND: A randomized, double-blind, placebocontrolled, multicenter, phase Ⅲ study of first-line carboplatin/paclitaxel plus bevacizumab or placebo in Chinese patients with advanced or recurrent nonsquamous non-small-cell lung cancer. J Clin Oncol, 2015, 33 (19): 2197-2204.

[2] CHU TQ, LU J, BI MH, et al. Equivalent efficacy study of QL1101 and bevacizumab on untreated advanced non-squamous non-small cell lung cancer patients: A phase 3 randomized, double-blind clinical trial. Cancer Biol Med, 2021, 18 (3): 816.

[3] SHI M, GU A, TU H, et al. Comparing nanoparticle polymeric micellar paclitaxel and solvent-based paclitaxel as first-line treatment of advanced non-small-cell lung cancer: An open-label, randomized, multicenter, phase Ⅲ trial. Ann Oncol, 2021, 32 (1): 85-96.

[4] HERBST RS, GIACCONE G, MARINIS FD, et al. Atezolizumab for first-line treatment of PD-L1-selected patients with NSCLC. N Engl J Med, 2020, 383 (14): 1328-1339.

[5] MOK TSK, WU YL, KUDABA I, et al. Pembrolizumab versus chemotherapy for previously untreated, PD-L1-expressing, locally advanced or metastatic non-small-cell lung cancer (KEYNOTE-042): A randomised, open-label, controlled, phase 3 trial. Lancet, 2019, 393 (10183): 1819-1830.

[6] GANDHI L, RODRIGUEZ-ABREU D, GADGEEL S, et al. Pembrolizumab plus chemotherapy in metastatic non-small-cell lung cancer. N Engl J Med, 2018, 378 (22): 2078-2092.

[7] ZHOU CC, CHEN GY, HUANG YC, et al. Camrelizumab plus carboplatin and pemetrexed versus chemotherapy alone in chemotherapy-naive patients with advanced non-squamous non-small-cell lung cancer (CameL): A ran-

domised, open-label, multicentre, phase 3 trial. Lancet Respir Med, 2021, 9 (3): 305-314.

[8] YANG YP, WANG ZH, FANG J, et al. Efficacy and safety of sintilimab plus pemetrexed and platinum as first-line treatment for locally advanced or metastatic nonsquamous NSCLC: A randomized, double-blind, phase 3 Study (Oncology Program by InnovENT anti-PD-1-11). J Thorac Oncol, 2020, 15 (10): 1636-1646.

[9] LU S, YU Y, YU X, et al. Tislelizumab plus chemotherapy vs chemotherapy alone as first-line treatment for locally advanced/metastatic nonsquamous NSCLC. Ann Oncol, 2020, 31: S816-S817.

[10] ZHOU C, WANG Z, SUN Y, et al. Sugemalimab versus placebo, in combination with platinum-based chemotherapy, as first-line treatment of metastatic non-small-cell lung cancer (GEMSTONE-302): Interim and final analyses of a double-blind, randomised, phase 3 clinical trial. Lancet Oncol, 2022, 23 (2): 220-233.

[11] NISHIO M, BARLESI F, WEST H, et al. Atezolizumab Plus chemotherapy for first-line treatment of nonsquamous NSCLC: Results from the randomized phase 3 IMpower132 Trial. J Thorac Oncol, 2021, 16 (4): 653-664.

[12] SOCINSKI MA, JOTTE RM, CAPPUZZO F, et al. Atezolizumab for first-line treatment of metastatic nonsquamous NSCLC. N Engl J Med, 2018, 378 (24): 2288-2301.

[13] WEST H, MCCLEOD M, HUSSEIN M, et al. Atezolizumab in combination with carboplatin plus nab-paclitaxel chemotherapy compared with chemotherapy alone as first-line treatment for metastatic non-squamous non-small-cell lung cancer (IMpower130): A multicentre, randomised, open-label, phase 3 trial. Lancet Oncol, 2019, 20 (7): 924-937.

[14] WANG J, WANG Z, WU L, et al. CHOICE-01: A phase 3 Study of toripalimab versus placebo in combination with first-line chemotherapy for advanced NSCLC. J Thorac Oncol, 2021. 16 (10): S927-S928.

[15] PAZ-ARES L, CIULEANU TE, COBO M, et al. First-line nivolumab plus ipilimumab combined with two cycles of chemotherapy in patients with non-small-cell lung cancer (CheckMate 9LA): An international, randomised, open-label, phase 3 trial. Lancet Oncol, 2021, 22 (2): 198-211.

基于病理类型、分期和分子分型的综合治疗

［16］ WU YL, LU S, CHENG Y, et al. Nivolumab versus docetaxel in a predominantly Chinese patient population with previously treated advanced NSCLC: CheckMate 078 randomized phase Ⅲ clinical trial. J Thorac Oncol, 2019, 14 (5): 867-875.

［17］ ZHOU CC, HUANG DZ, YU XM, et al. Results from RATIONALE 303: A global phase 3 study of tislelizumab (TIS) vs docetaxel (TAX) as second-or third-line therapy for patients with locally advanced or metastatic NSCLC. Cancer Res, 2021, 81 (13_Suppl): Abstract nr CT039.

［18］ HERBST RS, BAAS P, KIM DW, et al. Pembrolizumab versus docetaxel for previously treated, PD-L1-positive, advanced non-small-cell lung cancer (KEYNOTE-010): A randomised controlled trial. Lancet, 2016, 387 (10027): 1540-1550.

［19］ RITTMEYER A, BARLESI F, WATERKAMP D, et al. Atezolizumab versus docetaxel in patients with previously treated non-small-cell lung cancer (OAK): A phase 3, open-label, multicentre randomised controlled trial. Lancet, 2017, 389 (10066): 255-265.

［20］ ZHOU C, WANG YN, ZHAO JUN, et al. Efficacy and biomarker analysis of camrelizumab in combination with apatinib in patients with advanced nonsquamous NSCLC previously treated with chemotherapy. Clin Cancer Res, 2021, 27 (5): 1296-1304.

5.7 Ⅳ期无驱动基因鳞癌的治疗

分期	分层	Ⅰ级推荐	Ⅱ级推荐	Ⅲ级推荐
Ⅳ期无驱动基因、鳞癌一线治疗[a]	PS=0~1	1. 含顺铂或卡铂双药方案：顺铂/卡铂联合吉西他滨或多西他赛或紫杉醇或脂质体紫杉醇或紫杉醇聚合物胶束[1] 2. 含奈达铂双药方案：奈达铂+多西他赛（1B类）[3] 3. 阿替利珠单抗（限 PD-L1 TC ≥ 50% 或 IC ≥ 10%）[4] 4. 帕博利珠单抗单药 [限 PD-L1 TPS ≥ 50%，PD-L1 TPS 1%~49%（2A类）][5] 5. 紫杉醇/白蛋白紫杉醇+铂类联合帕博利珠或替雷利珠单抗[6-7] 6. 紫杉醇+卡铂联合卡瑞利珠或舒格利或派安普利单抗[8-10] 7. 吉西他滨+铂类联合信迪利单抗[11] 8. 白蛋白紫杉醇+铂类联合斯鲁利单抗		1. 白蛋白紫杉醇+卡铂（2B类）[12] 2. 纳武利尤单抗和伊匹木单抗联合两周期紫杉醇+铂类[13]

IV期无驱动基因鳞癌的治疗（续）

分期	分层	I 级推荐	II 级推荐	III 级推荐
IV期无驱动基因、鳞癌一线治疗 [a]	PS=2	单药化疗： 吉西他滨 或紫杉醇 或长春瑞滨 或多西他赛（2A 类）	最佳支持治疗	
二线治疗 [b]	PS=0~2	纳武利尤单抗[14]或替雷利珠单抗[15] 或多西他赛（如一线未用同一药物）	帕博利珠单抗（限PD-L1 TPS ≥ 1%）[16] 阿替利珠单抗[17] 单药吉西他滨（2A 类） 或长春瑞滨（2A 类） （如一线未用同一药物） 阿法替尼（如不适合化疗及免疫治疗） （1B 类）[18]	
	PS=3~4	最佳支持治疗		

IV期无驱动基因鳞癌的治疗（续）

分期	分层	I 级推荐	II 级推荐	III 级推荐
三线治疗	PS=0~2	纳武利尤单抗[14] 或多西他赛（如既往未用同一药物）	安罗替尼（1B 类） （限外周型鳞癌）	

注：a. 抗肿瘤治疗同时应给予最佳支持治疗。

b. 如果疾病得到控制且不良反应可耐受，化疗直至疾病进展。

【注释】

驱动基因阴性、PS 评分 0~1 分的 IV 期肺鳞癌的一线经典治疗方案是含铂双药化疗，顺铂/卡铂联合吉西他滨或多西他赛或紫杉醇/紫杉醇脂质体均为一线可选择方案。除顺铂、卡铂外，我国开展的一项 III 期随机对照研究探讨了奈达铂联合多西他赛对比顺铂联合多西他赛治疗晚期肺鳞癌的疗效和安全性[3]。结果显示，奈达铂治疗组 PFS 更长，存在边缘统计学差异（4.63 个月 vs. 4.23 个月，HR=0.778，P=0.056），与顺铂相比，奈达铂客观缓解率（51.5% vs. 38.1%，P=0.033）显著增高，提示奈达铂联合多西他赛方案是晚期肺鳞癌的一种治疗选择。

除了化疗外，PD-1/PD-L1 抑制剂免疫治疗已经成为 IV 期肺鳞癌的一线标准治疗方案。III 期临床研究 IMpower110[4] 结果显示，对比化疗，阿替利珠单抗显著改善 PD-L1 高表达（TC ≥ 50% 或 IC ≥ 10%）的野生型 IV 期非鳞或鳞状 NSCLC 患者的 PFS（HR=0.63）和 OS（HR=0.59）。2021 年 NMPA 批准阿替利珠单抗用于经 NMPA 批准的检测方法评估为 PD-L1 TC ≥ 50% 或 IC ≥ 10%

基于病理类型、分期和分子分型的综合治疗

的 *EGFR/ALK* 阴性的转移性 NSCLC 一线单药治疗。KEYNOTE-024 研究纳入了 305 例 PD-L1 TPS 均 ≥50% 且 *EGFR/ALK* 野生型晚期 NSCLC（包括腺癌和鳞癌）患者，帕博利珠单抗较化疗显著延长 PFS（*HR*=0.50）和 OS（*HR*=0.63），且不良反应发生率低于化疗组。KEYNOTE-042 研究[5] 进一步将入组标准扩大至 PD-L1 TPS ≥1%，结果提示与化疗相比，帕博利珠单抗显著降低死亡风险 19%，但亚组分析提示主要获益人群为 PD-L1 TPS ≥50% 的患者。NMPA 已于 2019 年批准其一线适应证，适用于 PD-L1 TPS ≥1% 患者。本指南将帕博利珠单抗一线治疗作为 I 级推荐，其中 PD-L1 TPS ≥50% 为 1A 类证据，PD-L1 TPS ≥1% 为 2A 类证据。

KEYNOTE-407 研究[6] 入组 559 例初治转移性肺鳞癌患者，1∶1 随机接受帕博利珠单抗联合卡铂 + 紫杉醇 / 白蛋白结合型紫杉醇或卡铂 + 紫杉醇 / 白蛋白结合型紫杉醇。结果显示，帕博利珠单抗联合化疗显著延长 PFS（中位，6.4 个月 vs. 4.8 个月，*HR*=0.56，*P*<0.001）和 OS（中位，15.9 个月 vs. 11.3 个月，*HR*=0.64，*P*<0.001），不良反应未显著增加。亚组分析提示，不同 PD-L1 表达亚组均能从联合化疗治疗中获益。基于该结果，NMPA 已批准帕博利珠单抗联合卡铂及紫杉醇（或白蛋白结合型紫杉醇）用于转移性肺鳞癌的一线治疗。RATIONALE 307 研究[7] 显示在晚期鳞状 NSCLC 患者一线治疗中，相较于单纯化疗组，替雷利珠单抗联合紫杉醇组与联合白蛋白结合型紫杉醇在主要终点 PFS 上均显著延长。NMPA 已批准替雷利珠单抗联合卡铂及紫杉醇（或白蛋白结合型紫杉醇）用于晚期肺鳞癌的一线治疗。CameL-sq 研究结果[8] 显示，卡瑞利珠单抗联合紫杉醇和卡铂相比于单纯化疗，PFS 显著获益（中位，8.5 个月 vs. 4.9 个月，*P*<0.000 1）。2022 年 ELCC 大会上公布了 CameL-sq 研究更新随访的结果，显示卡瑞利珠单抗联合化疗组中位 OS 达 27.4 个月（对比化疗组 15.5 个月，*HR*=0.57，*P*<0.000 1），较化疗组延长接近 1 年。NMPA 于 2021 年 12 月批准卡瑞利珠单抗联合化疗

的方案用于局部晚期或转移性肺鳞癌的一线治疗。GEMSTONE-302 研究[9]结果显示，国产 PD-L1 单抗舒格利单抗联合卡铂 + 紫杉醇对比单纯标准化疗治疗 NSCLC 患者，显著延长 PFS（中位，9.0 个月 vs. 4.9 个月，HR=0.48，P<0.000 1），ORR 提升至 63.4%（63.4% vs. 40.3%）。NMPA 于 2021 年 12 月批准舒格利单抗联合紫杉醇和卡铂用于转移性鳞状 NSCLC 患者的一线治疗。我国自主研发的 PD-1 单抗信迪利单抗联合吉西他滨和铂类对比化疗一线治疗晚期鳞状 NSCLC 的 ORIENT-12 研究[10]显示信迪利单抗联合吉西他滨和铂类显著延长 PFS（中位，5.5 个月 vs. 4.9 个月，P<0.000 01），且具有 OS 的获益趋势（HR=0.567，P=0.017 01）。2021 年 NMPA 已批准该方案用于一线治疗驱动基因阴性局部晚期或转移性鳞状 NSCLC。

AK105-302 研究[1]显示，派安普利单抗联合紫杉醇和铂类治疗鳞状 NSCLC，显著延长 PFS 2.8 个月（中位，7.0 个月 vs. 4.2 个月，HR=0.40，P<0.000 1），基于此研究结果，2023 年 1 月 10 日 NMPA 批准派安普利单抗联合化疗用于一线治疗晚期肺鳞癌患者，故本指南将其从 II 级推荐上升为 I 级推荐。另外一项国产 PD-1 单抗联合化疗的随机对照 III 期研究 ASTRUM-004，探索了斯鲁利单抗联合化疗在局部晚期、转移性肺鳞癌患者中的疗效。研究发现，与单纯化疗组相比，联用斯鲁利单抗显著延长了 PFS（8.28 个月 vs. 5.72 个月，HR=0.55，P<0.001），进展风险下降 45%。基于此研究结果，NMPA 于 2022 年 10 月批准斯鲁利单抗联合化疗用于局部晚期或转移性鳞状 NSCLC 的一线治疗适应证，因此本指南新增将此方案作为一线治疗作为 I 级推荐。

一项关于紫杉醇聚合物胶束的国内 III 期随机对照临床试验，将 448 例 IIIB～IV 期 NSCLC 患者随机分为紫杉醇聚合物胶束 + 顺铂组（300 例）和紫杉醇 + 顺铂组（148 例），与对照组相比，实验组的 OS 虽无显著延长，但 ORR 有显著改善（50% vs. 26%，P<0.000 1），中位 PFS 有显著获益（6.4

个月 vs. 5.3 个月，*HR*=0.63，*P*=0.000 1），与治疗相关的严重不良事件发生率显著降低（9% vs. 18%，*P*=0.009 0）。NMPA 于 2021 年 10 月批准紫杉醇聚合物胶束联合铂类用于驱动基因阴性晚期 NSCLC 患者的一线治疗。因此本指南新增上述方案为一线治疗并作为 I 级推荐。

II 期临床研究 C-TONG1002 探讨了白蛋白紫杉醇联合卡铂对比吉西他滨联合卡铂一线治疗晚期肺鳞癌的疗效[1]，结果显示白蛋白紫杉醇联合卡铂组在 ORR，PFS 及 OS 方面均与对照组相当，但具有更好的安全性和生活质量数据，目前 NMPA 并未批准 NSCLC 适应证。

双免疫联合治疗（PD-1 抑制剂联合 CTLA-4 抑制剂）一线治疗也报道了阳性结果。CheckMate-9LA 研究[1]是探索纳武利尤单抗 + 伊匹木单抗 +2 个周期的化疗对比单纯化疗治疗未曾接受系统治疗的晚期 NSCLC 的疗效和安全性的 III 期临床研究，结果显示中位随访 13.2 个月时，双免疫联合化疗治疗组较化疗组显著延长 PFS（中位，6.7 个月 vs. 5.0 个月，*HR*=0.68）和 OS（中位，15.6 个月 vs. 10.9 个月，*HR*=0.66），无论 PD-L1 表达水平和肿瘤组织学类型（鳞癌或非鳞癌）如何，双免疫+2 周期化疗组均显示出临床获益。2020 年美国 FDA 据此研究批准纳武利尤单抗 + 伊匹木单抗 + 化疗（2 周期）一线用于晚期或者复发的 NSCLC，但中国暂未批准其适应证，因此本指南将其作为一线治疗 III 级推荐。CheckMate-227 研究 Part1 结果显示，与化疗相比，纳武利尤单抗联合伊匹木单抗治疗在 PD-L1TPS ≥ 1% 的患者中 OS 获益显著（中位，17.1 个月 vs. 14.9 个月，*HR*=0.79，*P*=0.007），CR 率显著提高至 5.8%，中位 DoR 长达 23.2 个月。在 PD-L1 TPS<1% 的患者中 OS 也获益显著（中位，17.2 个月 vs. 12.2 个月，*HR*=0.62）。但该研究主要研究终点为 PD-L1 TPS ≥ 1% 人群的 OS，因此 2020 年美国 FDA 仅批准纳武利尤单抗联合伊匹木单抗用于 PD-L1 TPS ≥ 1% 的 EGFR/ALK 阴性的转移性 NSCLC 一线治疗。未来需要更多证据支持 CheckMate-227 研究方案的疗效，因此本指南暂时将

其写入文字注释部分。

PS 评分为 2 分患者的一线治疗，一项入组 391 例患者的 III 期随机临床研究探讨了卡铂 / 紫杉醇联合方案对比吉西他滨或长春瑞滨单药治疗 PS 评分为 2 分的患者，联合化疗组较单药组具有更优 TTP（中位，4.6 个月 vs. 3.5 个月，$P<0.001$），但 OS 差异无统计学意义（中位，8.0 个月 vs. 6.6 个月，$P=0.184$），联合化疗组 3~4 度毒性反应发生率高于单药组（40% vs. 22%），因此，PS 评分为 2 分的患者需要慎重考虑含铂双药联合化疗。免疫治疗在该人群中目前缺乏级别证据等级高的循证医学证据，本次指南更新暂不推荐 PS 评分为 2 分患者使用免疫治疗。

PD-1/PD-L1 抑制剂免疫治疗已成为二线治疗新标准。中国人群开展的纳武利尤单抗二线治疗 CheckMate-078 研究[14] 显示，纳武利尤单抗较多西他赛显著延长 OS（中位，12.0 个月 vs. 9.6 个月，$P=0.000\ 6$），提高 ORR（16.6% vs. 4.2%，$P<0.000\ 1$），在不良反应方面更优，NMPA 已于 2018 年批准纳武利尤单抗二线适应证。我国自主研发的 PD-1 单抗替雷利珠单抗对比多西他赛二线 / 三线治疗局部晚期或者转移性 NSCLC（包括鳞癌和非鳞癌）的 RATIONALE 303 III 期临床研究[15] 结果显示替雷利珠单抗组相比化疗组显著延长 OS（中位，17.2 个月 vs. 11.9 个月，$HR=0.64$，$P<0.000\ 1$），NMPA 已批准替雷利珠单抗单药二线治疗鳞癌 NSCLC，因此将上调替雷利珠的推荐等级至 I 级推荐。此外，KEYNOTE-010 研究[16] 显示，在 PD-L1 表达阳性（PD-L1 TPS ≥ 1%）晚期 NSCLC 中，帕博利珠单抗较多西他赛具有更好的 OS 生存获益；OAK 研究亚组分析[17] 显示，阿替利珠单抗二线治疗晚期 NSCLC 鳞癌患者较多西他赛可以显著地延长 OS。基于该两项研究结果，美国 FDA 批准了帕博利珠单抗用于 PD-L1 表达阳性（PD-L1 TPS ≥ 1%）的肺鳞癌的二线治疗；也批准阿替利珠单抗用于转移性 NSCLC 含铂方案化疗后 / 敏感突变患者 EGFR/ALK-TKI 治疗后的二线治疗。但帕博利珠单抗、

基于病理类型、分期和分子分型的综合治疗

阿替利珠单抗在国内均未获批肺癌二线治疗适应证，因此，本版指南将其均作为Ⅱ级推荐二线治疗晚期肺鳞癌患者。

在既往接受过一线化疗的非选择性鳞癌患者中，阿法替尼与厄洛替尼头对头二线治疗的 LUX-Lung 8 研究[18]结果显示，阿法替尼组的中位 PFS（中位，2.6 个月 vs. 1.9 个月，P=0.010 3）和 OS（中位 7.9 个月 vs. 6.8 个月，P=0.007 7）均较厄洛替尼组有显著提高，且差异有统计学意义，NMPA 于 2017 年 2 月批准阿法替尼二线治疗晚期肺鳞癌。对于一线或维持治疗后进展的患者，二线建议多西他赛或吉西他滨单药化疗。一项入组了 373 例患者的Ⅲ期临床研究对比了多西他赛 100mg/m² （D100）和 75mg/m² （D75）两个剂量组和长春瑞滨或异环磷酰胺（V/I）二线治疗含铂化疗后的患者[19]，虽然多西他赛组的有效率高于长春瑞滨或异环磷酰胺，但三组的总生存差异无统计学意义。因此，在不适合多西他赛或吉西他滨化疗的情况下，也可选择长春瑞滨进行化疗。

在三线治疗中，ALTER 0303 研究入组 439 例晚期 NSCLC 患者（含 86 例周围型肺鳞癌），结果提示安罗替尼显著延长 PFS（中位，5.4 个月 vs. 1.4 个月，P<0.001）和 OS（中位，9.6 个月 vs. 6.3 个月，P=0.002），显著提高客观缓解率（9.2% vs. 0.7%，P<0.001），但安罗替尼 3 度及以上不良反应显著增加（61.9% vs. 37.1%）。亚组分析提示，肺鳞癌患者接受安罗替尼治疗 PFS（HR=0.37）和 OS（HR=0.73）也显著获益。因此安罗替尼可作为晚期 NSCLC 的三线治疗的可选方案，限定为外周型鳞癌患者。

此外，对于 PS 评分为 0~2 分的患者，积极的三线治疗或可带来获益。可选择的患者在三线治疗给予其二线未用的治疗方案，如纳武利尤单抗单药治疗或多西他赛单药治疗。

常用非小细胞肺癌的一线化疗方案

	化疗方案	剂量	用药时间	时间及周期
NP 方案	长春瑞滨	$25mg/m^2$	d1、d8	21 天为 1 个周期
	顺铂	$75mg/m^2$	d1	4~6 个周期
PP 方案	紫杉醇	$135{\sim}175mg/m^2$	d1	
	顺铂或卡铂			
	顺铂	$75mg/m^2$	d1	
	卡铂	AUC=5~6	d1	
nab-PP 方案	白蛋白紫杉醇	$100mg/m^2$	d1、d8、d15	
	顺铂或卡铂			
	顺铂	$75mg/m^2$	d1	
	卡铂	AUC=5~6	d1	
LP 方案	紫杉醇脂质体	$135{\sim}175mg/m^2$	d1	
	顺铂或卡铂			
	顺铂	$75mg/m^2$	d1	
	卡铂	AUC=5~6	d1	

常用非小细胞肺癌的一线化疗方案（续）

	化疗方案	剂量	用药时间	时间及周期
GP 方案	吉西他滨	1 000~1 250mg/m²	d1、d8	21 天为 1 个周期
	顺铂或卡铂			
	顺铂	75mg/m²	d1	
	卡铂	AUC=5~6	d1	
DP 方案	多西他赛	60~75mg/m²	d1	21 天为 1 个周期
	顺铂或卡铂			
	顺铂	75mg/m²	d1	
	卡铂	AUC=5~6	d1	
AP 方案	培美曲塞	500mg/m²	d1	21 天为 1 个周期
	顺铂或卡铂			
	顺铂	75mg/m²	d1	
	卡铂	AUC=5~6	d1	

基于病理类型、分期和分子分型的综合治疗

常用非小细胞肺癌的二线化疗方案

化疗方案	剂量	用药时间	时间及周期
多西他赛	60~75mg/m^2	d1	21 天为 1 个周期
培美曲塞	500mg/m^2	d1	

基于病理类型、分期和分子分型的综合治疗

常用免疫治疗的用药方案

治疗方案	剂量	用药时间	周期
纳武利尤单抗单药	3mg/kg	d1	14 天为一个周期
帕博利珠单抗单药	200mg	d1	21 天为一个周期
阿替利珠单抗单药	1 200mg	d1	21 天为一个周期
替雷利珠单抗单药	200mg	d1	21 天为一个周期
帕博利珠单抗 + 化疗（非鳞）			
帕博利珠单抗	200mg	d1	21 天为一个周期
卡铂	AUC=5	d1	
培美曲塞	500mg/m^2	d1	
帕博利珠单抗 + 化疗（鳞癌）			
帕博利珠单抗	200mg	d1	21 天为一个周期
卡铂	AUC=6	d1	
紫杉醇 / 白蛋白紫杉醇	200/100mg/m^2	d1/d1、d8、d15	

常用免疫治疗的用药方案（续）

治疗方案	剂量	用药时间	周期
卡瑞利珠单抗 + 化疗（非鳞）			
卡瑞利珠单抗	200mg	d1	21 天为一个周期
卡铂	AUC=5	d1	
培美曲塞	500mg/m^2	d1	
卡瑞利珠单抗 + 化疗（鳞癌）			
卡瑞利珠单抗	200mg		21 天为一个周期
卡铂	AUC=5		
紫杉醇	175mg/m^2		
信迪利单抗 + 化疗（非鳞）			
信迪利单抗	200mg	d1	21 天为一个周期
顺铂 / 卡铂	75mg/m^2/AUC=5	d1	
培美曲塞	500mg/m^2	d1	

基于病理类型、分期和分子分型的综合治疗

治疗方案	剂量	用药时间	周期
信迪利单抗 + 化疗（鳞癌）			
信迪利单抗	200mg	d1	21 天为一个周期
顺铂 / 卡铂	75mg/m² /AUC=5	d1	
吉他西滨	1 000mg/m²	d1、d8	
替雷利珠单抗 + 化疗（非鳞）			
替雷利珠单抗	200mg	d1	21 天为一个周期
顺铂 / 卡铂	75mg/m² /AUC=5	d1	
培美曲塞	500mg/m²	d1	
替雷利珠单抗 + 化疗（鳞癌）			
替雷利珠单抗	200mg	d1	21 天为一个周期
卡铂	AUC=5	d1	
紫杉醇 / 白蛋白紫杉醇	175/100mg/m²	d1/d1、d8、d15	

常用免疫治疗的用药方案（续）

治疗方案	剂量	用药时间	周期
斯鲁利单抗 + 卡铂 + 白蛋白紫杉醇（鳞癌）			
斯鲁利单抗	4.5mg/kg	d1	21 天为一个周期
卡铂	AUC=5	d1	
白蛋白紫杉醇	100mg/m^2	d1、d8、d15	
阿替利珠单抗四药联合方案			
阿替利珠单抗	1 200mg	d1	21 天为一个周期
贝伐珠单抗	15mg/kg	d1	
卡铂	AUC=6	d1	
紫杉醇	175mg/m^2	d1	
阿替利珠单抗联合化疗（非鳞）			
阿替利珠单抗	1 200mg	d1	21 天为一个周期
顺铂 / 卡铂	75mg/m^2/AUC=6	d1	
培美曲塞	500mg/m^2	d1	

治疗方案	剂量	用药时间	周期
舒格利单抗联合化疗（非鳞）			
舒格利单抗	1 200mg	d1	21 天为一个周期
卡铂	AUC=5	d1	
培美曲塞	500mg/m^2	d1	
舒格利单抗联合化疗（鳞癌）			
舒格利单抗	1 200mg	d1	21 天为一个周期
卡铂	AUC=5	d1	
紫杉醇	175mg/m^2	d1	
派安普利单抗联合化疗（鳞癌）			
派安普利单抗	200mg	d1	21 天为一个周期
卡铂	AUC=5	d1	
紫杉醇	175mg/m^2	d1	

基于病理类型、分期和分子分型的综合治疗

名称	FDA	EMA	NMPA
帕博利珠单抗	• 用于 PD-L1 TPS ≥ 1%，*EGFR/ALK* 阴性的转移性 NSCLC 一线治疗 • 联合卡铂及紫杉醇（或白蛋白结合型紫杉醇）用于转移性肺鳞状细胞癌的一线治疗 • 联合培美曲塞 + 铂类化疗用于转移性非鳞 NSCLC 的一线治疗含铂化疗失败的、PD-L1 TPS ≥ 1% 的晚期或转移性 NSCLC	• 用于 PD-L1 TPS ≥ 50%，*EGFR/ALK* 阴性的转移性 NSCLC 的一线治疗 • 联合培美曲塞 + 铂类化疗用于 *EGFR/ALK* 阴性的转移性非鳞 NSCLC 的一线治疗 • 联合卡铂及紫杉醇（或白蛋白结合型紫杉醇）用于转移性肺鳞状细胞癌的一线治疗 • 用于 PD-L1 TPS ≥ 1%，既往至少一线化疗失败的局部晚期或转移性 NSCLC	• 用于 PD-L1 TPS ≥ 1%，*EGFR/ALK* 阴性的局部晚期或转移性 NSCLC 一线治疗 • 联合卡铂及紫杉醇（或白蛋白结合型紫杉醇）用于转移性肺鳞状细胞癌的一线治疗 • 联合培美曲塞 + 铂类化疗用于转移性非鳞 NSCLC 的一线治疗

基于病理类型、分期和分子分型的综合治疗

免疫治疗和抗血管药物获批适应证（续）

名称	FDA	EMA	NMPA
纳武利尤单抗	• 联合伊匹木单抗+2 周期化疗用于晚期或者复发的 NSCLC 的一线治疗 • 联合伊匹木单抗用于 PD-L1 TPS ≥ 1% 的 *EGFR/ALK* 阴性的转移性 NSCLC 一线治疗 • 用于含铂化疗失败且经过其他治疗失败后的转移性 NSCLC	• 联合伊匹木单抗+2 周期化疗用于 *EGFR/ALK* 阴性的转移性 NSCLC 的一线治疗 • 化疗失败后的局部晚期或转移性 NSCLC	用于 *EGFR/ALK* 阴性的，既往含铂化疗失败的局部晚期或转移性 NSCLC 二线及后线治疗

基于病理类型、分期和分子分型的综合治疗

名称	FDA	EMA	NMPA
阿替利珠单抗	• 用于 *EGFR/ALK* 阴性的 PD-L1 高表达（TC≥50% 或 IC≥10%）的晚期 NSCLC 的一线治疗 • 联合白蛋白结合型紫杉醇和卡铂用于 *EGFR/ALK* 阴性的转移性非鳞状 NSCLC 的一线治疗 • 联合贝伐单抗及紫杉醇＋卡铂用于 *EGFR/ALK* 阴性的晚期非鳞状 NSCLC 一线治疗 • 含铂化疗失败后的转移性 NSCLC 用于 II 期或 IIIA 期 NSCLC 患者根治性手术及铂类化疗后，阿替利珠单抗辅助治疗（限 PD-L1 TC≥1%）	• 联合白蛋白结合型紫杉醇和卡铂用于 *EGFR/ALK* 阴性的转移性非鳞状 NSCLC 的一线治疗 • 联合贝伐单抗及紫杉醇＋卡铂用于转移性非鳞状 NSCLC 的一线治疗 • 化疗失败后的局部晚期或转移性 NSCLC	• 用于经 NMPA 批准的检测方法评估为 PD-L1 TC≥50% 或 IC≥10% 的 *EGFR/ALK* 阴性的转移性 NSCLC 一线单药治疗 • 联合培美曲塞和铂类用于 *EGFR/ALK* 阴性的转移性非鳞状 NSCLC 患者的一线治疗

免疫治疗和抗血管药物获批适应证（续）

名称	FDA	EMA	NMPA
度伐利尤单抗	用于不可切除的Ⅲ期 NSCLC 经同步含铂化疗及放疗后无进展患者的巩固治疗	局部晚期不可切除伴 PD-L1 TPS ≥ 1% 的既往含铂化疗及放疗后无进展的 NSCLC 患者的巩固治疗	用于不可切除的Ⅲ期 NSCLC 经同步含铂化疗及放疗后无进展患者的巩固治疗
卡瑞利珠单抗			• 联合培美曲塞和卡铂用于 *EGFR/ALK* 阴性的晚期非鳞癌 NSCLC 的一线治疗 • 联合紫杉醇和卡铂用于 *EGFR/ALK* 阴性的晚期鳞癌 NSCLC 的一线治疗

基于病理类型、分期和分子分型的综合治疗

免疫治疗和抗血管药物获批适应证（续）

名称	FDA	EMA	NMPA
信迪利单抗			• 联合培美曲塞和卡铂用于 *EGFR/ALK* 阴性的晚期非鳞癌 NSCLC 的一线治疗 • 联合吉西他滨＋铂类化疗用于一线治疗驱动基因阴性局部晚期或转移性鳞状 NSCLC
替雷利珠单抗			• 联合培美曲塞和铂类用于 *EGFR/ALK* 阴性的不可手术切除的局部晚期或者转移性非鳞癌 NSCLC 的一线治疗 • 联合卡铂及紫杉醇（或白蛋白结合型紫杉醇）用于晚期肺鳞癌的一线治疗 • 单药二线治疗鳞癌和非鳞癌 NSCLC

免疫治疗和抗血管药物获批适应证（续）

名称	FDA	EMA	NMPA
舒格利单抗			• 联合培美曲塞和卡铂一线治疗 *EGFR* 基因突变阴性和 *ALK* 阴性的转移性（Ⅳ期）非鳞非小细胞肺癌患者 • 联合紫杉醇和卡铂一线治疗转移性鳞状非小细胞肺癌患者
派安普利单抗			• 联合化疗一线治疗局部晚期或转移性鳞状非小细胞肺癌
斯鲁利单抗			• 联合化疗用于局部晚期或转移性鳞状 NSCLC 的一线治疗适应证

免疫治疗和抗血管药物获批适应证（续）

名称	FDA	EMA	NMPA
安维汀	联合含铂双药化疗用于不可切除的晚期，转移性或复发性非鳞 NSCLC 的一线治疗	联合含铂双药化疗用于不可切除的晚期，转移性或复发性非鳞 NSCLC 的一线治疗	联合含铂双药化疗用于不可切除的晚期，转移性或复发性非鳞 NSCLC 的一线治疗
安可达 达攸同 博优诺 艾瑞妥 普贝希 贝安汀 朴欣汀 汉贝泰			联合含铂双药化疗用于不可切除的晚期，转移性或复发性非鳞 NSCLC 的一线治疗
安罗替尼			晚期 NSCLC 三线治疗

参考文献

[1] SHI M, GU A, TU H, et al. Comparing nanoparticle polymeric micellar paclitaxel and solvent-based paclitaxel as first-line treatment of advanced non-small-cell lung cancer: An open-label, randomized, multicenter, phase III trial. Ann Oncol, 2021, 32 (1): 85-96.

[2] ZHANG J, PAN Y, SHI Q, et al. Paclitaxel liposome for injection (Lipusu) plus cisplatin versus gemcitabine plus cisplatin in the first-line treatment of locally advanced or metastatic lung squamous cell carcinoma: A multicenter, randomized, open-label, parallel controlled clinical study. Cancer Commun (Lond), 2022, 42 (1): 3-16.

[3] LU S, CHEN Z, HU C, et al. Nedaplatin plus docetaxel versus cisplatin plus docetaxel as first-line chemotherapy for advanced squamous cell carcinoma of the lung: A multicenter, open-label, randomized, phase III trial. J Thorac Oncol, 2018, 13 (11): 1743-1749.

[4] HERBST RS, GIACCONE G, MARINIS FD, et al. Atezolizumab for first-line treatment of PD-L1-selected patients with NSCLC. N Engl J Med, 2020, 383 (14): 1328-1339.

[5] MOK TSK, WU YL, KUDABA I, et al. Pembrolizumab versus chemotherapy for previously untreated, PD-L1-expressing, locally advanced or metastatic non-small-cell lung cancer (KEYNOTE-042): A randomised, open-label, controlled, phase 3 trial. Lancet, 2019, 393 (10183): 1819-1830.

[6] PAZ-ARES L, LUFT A, VICENTE D, et al. Pembrolizumab plus chemotherapy for squamous non-small-cell lung cancer. N Engl J Med, 2018, 379 (21): 2040-2051.

[7] WANG J, LU S, YU XM, et al. Tislelizumab plus chemotherapy vs chemotherapy alone as first-line treatment for advanced squamous non-small-cell lung cancer: A phase 3 randomized clinical trial. JAMA Oncol, 2021, 7 (5): 709-

717.

[8] REN S, CHEN J, XU X, et al. Camrelizumab plus carboplatin and paclitaxel as first-line treatment for advanced squamous NSCLC (CameL-Sq): A phase 3 trial. J Thorac Oncol, 2022, 17 (4): 544-557.

[9] ZHOU C, WANG Z, SUN Y, et al. Sugemalimab versus placebo, in combination with platinum-based chemotherapy, as first-line treatment of metastatic non-small-cell lung cancer (GEMSTONE-302): Interim and final analyses of a double-blind, randomised, phase 3 clinical trial. Lancet Oncol, 2022, 23 (2): 220-233.

[10] HAN B H, JIAO S, CHEN J H, et al. 59MO-Final analysis of AK105-302: A randomized, double-blind, placebo-controlled, phase Ⅲ trial of penpulimab plus carboplatin and paclitaxel as first-line treatment for advanced squamous NSCLC. Immuno-Oncology and Technology, 2022, 16 (suppl_1): 100102.

[11] ZHOU CC, WU L, FAN Y, et al. Sintilimab plus platinum and gemcitabine as first-line treatment for advanced or metastatic squamous NSCLC: Results from a randomized, double-blind, phase 3 trial (ORIENT-12). J Thorac Oncol, 2021, 16 (9): 1501-1511.

[12] WANG Z, HUANG C, YANG JJ, et al. A randomised phase Ⅱ clinical trial of nab-paclitaxel and carboplatin compared with gemcitabine and carboplatin as first-line therapy in advanced squamous cell lung carcinoma (C-TONG1002). Eur J Cancer, 2019, 109: 183-191.

[13] PAZ-ARES L, CIULEANU TE, COBO M, et al. First-line nivolumab plus ipilimumab combined with two cycles of chemotherapy in patients with non-small-cell lung cancer (CheckMate 9LA): An international, randomised, open-label, phase 3 trial. Lancet Oncol, 2021, 22 (2): 198-211.

[14] WU YL, LU S, CHENG Y, et al. Nivolumab versus docetaxel in a predominantly Chinese patient population with previously treated advanced NSCLC: CheckMate 078 randomized phase Ⅲ clinical trial. J Thorac Oncol, 2019, 14 (5): 867-875.

[15] ZHOU CC, HUANG DZ, YU XM, et al. Results from RATIONALE 303: A global phase 3 study of tisleli-

zumab (TIS) vs docetaxel (TAX) as second-or third-line therapy for patients with locally advanced or metastatic NSCLC. Cancer Res, 2021, 81 (13_Suppl): Abstract nr CT039.

[16] HERBST RS, BAAS P, KIM DW, et al. Pembrolizumab versus docetaxel for previously treated, PD-L1-positive, advanced non-small-cell lung cancer (KEYNOTE-010): A randomised controlled trial. Lancet, 2016, 387 (10027): 1540-1550.

[17] RITTMEYER A, BARLESI F, WATERKAMP D, et al. Atezolizumab versus docetaxel in patients with previously treated non-small-cell lung cancer (OAK): A phase 3, open-label, multicentre randomised controlled trial. Lancet, 2017, 389 (10066): 255-265.

[18] SORIA JC, FELIP E, COBO M, et al. Afatinib versus erlotinib as second-line treatment of patients with advanced squamous cell carcinoma of the lung (LUX-Lung 8): An open-label randomised controlled phase 3 trial. Lancet Oncol, 2015, 16 (8): 897-907.

[19] FOSSELLA FV, DEVORE R, KERR RN, et al. Randomized phase III trial of docetaxel versus vinorelbine or ifosfamide in patients with advanced non-small-cell lung cancer previously treated with platinum-containing chemotherapy regimens: The TAX 320 Non-Small Cell Lung Cancer Study Group. J Clin Oncol, 2000, 18 (12): 2354-2362.

基于病理类型、分期和分子分型的综合治疗

5.8 Ⅳ期孤立性转移非小细胞肺癌的治疗

5.8.1 孤立脑或肾上腺转移非小细胞肺癌的治疗

分期	分层	Ⅰ级推荐	Ⅱ级推荐	Ⅲ级推荐
孤立性脑或孤立性肾上腺转移	PS=0~1、肺部病变为非N₂且可完全性切除	脑或肾上腺转移灶切除+肺原发病变完全性手术切除+系统性全身化疗（1类）[1-8] 脑SRS（SRT）+肺原发病变完全性手术切除+系统性全身化疗（2A类）[9]	脑或肾上腺转移灶SRS/SRT/SBRT+肺原发病变SBRT+系统性全身化疗（1类）[10-15]	
	PS=0~1、肺部病灶为T₄或N₂	脑或肾上腺转移灶SRS/SRT/SBRT+肺部病变同步或序贯放化疗+系统性全身化疗（2B类）[3-4, 16-19]		
	PS≥2	按Ⅳ期处理		

注：TNM分期参照IASLC/UICC第8版；SRS（stereotactic），立体定向放射外科；WBRT（whole brain radiotherapy），全脑放射治疗；SRT（stereotactic radiation therapy），立体定向放疗；SBRT（stereotactic body radiation therapy），体部立体定向放疗。

基于病理类型、分期和分子分型的综合治疗

【注释】

关于非小细胞肺癌孤立性脑或肾上腺转移的治疗目前尚缺乏大样本的前瞻性随机对照临床研究数据，多为小样本回顾性研究，证据级别不高。

关于脑部病灶的处理参照脑单发或寡转移（包括其他实体瘤，其中绝大部分为非小细胞肺癌）的前瞻性随机对照临床研究的结果。对于 PS 评分为 0~1 分的患者，两项前瞻性随机对照临床研究比较了脑部手术 + WBRT 与单 WBRT 的疗效[1-2]，结果显示手术可显著提高患者生存率及局部控制率。

关于肺部病灶的处理，多篇回顾性研究分析显示，PS 评分为 0~1 分，肺部病变为非 N_2 且可完全切除患者，手术治疗较非手术治疗效果好[3-4]。部分研究显示 T1 患者手术的疗效优于 T2、T3[3-4]；N_0 者手术疗效优于 N_1、N_2[4]，对于 N_2 患者，鉴于疗效差，不主张手术治疗[4]。

关于孤立肾上腺转移IV期 NSCLC 的治疗，多个回顾性研究提示[5-8]，PS 评分为 0~1 分、肺部病变为非 N_2 且可完全切除患者，给予肺部原发病灶完全性手术切除及根治性肾上腺切除术联合系统全身化疗，患者可获益，中位生存可达 11~31 个月。研究同时提示，对于原发病灶分期较晚，特别是有 N2 淋巴结转移患者行手术治疗效果差，不建议手术治疗[5-7]。

对于脑部病灶不能或不愿手术的患者，基于 4 项前瞻性随机对照临床研究的结果（包括 2015 年 ASCO 摘要 LBA4）：PS 评分为 0~1 分，脑部 SRS 联合 WBRT 较单纯 SRS 仅提高局部控制率，并无生存获益，且增加神经系统并发症，降低学习和记忆能力[11-13]。

关于脑部手术或 SRS/SRT 后是否加 WBRT 存在争议：目前缺乏前瞻性随机对照比较脑部手术 + WBRT 与单独手术的临床研究数据，既往研究样本量小、年代久远且对照组为单独 WBRT 而非单独手术。EORTC 22952-26001 研究[11]比较了手术或 SRS 后根据是否行 WBRT 将患者随机分为两组，结果显示加用 WBRT 对总生存期无影响。对于脑部 SRS/SRT 后是否加用 WBRT，多数研究显示加用 WBRT 仅可以提高颅内局部控制率，但不延长总生存期[11-13]；RTOG 9508 和 JROSG 99-1，两项研究的二次分析显示：对于分级预后评估（graded prognostic assessment，GPA）高者 SRS 联合 WBRT 有生存获益[14-15]。

WBRT 标准剂量包括 30Gy/10 次，也可以 37.5Gy/15 次，然而在 PS 状态差的患者也可以 20Gy/5 次[10]；SRS 单次最大边缘剂量根据肿瘤体积（最大径 ≤2.0cm、2.1~3.0cm、3.1~4.0cm）可以为 24、18、15Gy（RTOG 90-05）[15]。

对于不能或不愿意手术切除的肺部病灶，可考虑 SBRT 或放化疗[4, 16-18]。其放射治疗参照非转移非小细胞肺癌的放射治疗。

孤立肾上腺转移IV期 NSCLC 的治疗中，对于不愿意或肺部病灶不能手术切除的患者，针对肺原发病灶 SBRT 或放化疗联合肾上腺转移灶行放疗，患者有生存获益，中位生存达 10.2~23 个月[16-19]。

孤立脑或肾上腺转移 NSCLC 患者的系统性全身治疗方案见指南其他章节中的IV期患者系统性全身治疗。

参考文献

[1] PATCHELL RA, TIBBS PA, WALSH JW, et al. A randomized trial of surgery in the treatment of single metastases to the brain. N Engl J Med, 1990, 322 (8): 494-500.

[2] MINTZ AH, KESTLE J, RATHBONE MP, et al. A randomized trial to assess the efficacy of surgery in addition to

radiotherapy in patients with a single cerebral metastasis. Cancer, 1996, 78 (7): 1470-1476.

[3] YUKSEL C, BOZKURT M, YENIGUN BM, et al. The outcome of bifocal surgical resection in non-small cell lung cancer with synchronous brain metastases: Results of a single center retrospective study. Thorac Cardiovasc Surg, 2014, 62 (7): 605-611.

[4] BONNETTE P, PUYO P, GABRIEL C, et al. Surgical management of non-small cell lung cancer with synchronous brain metastases. Chest, 2001, 119 (5): 1469-1475.

[5] AMBROGI V, TONINI G, MINEO TC. Prolonged survival after extracranial metastasectomy from synchronous resectable lung cancer. Ann Surg Oncol, 2001, 8 (8): 663-666.

[6] RAZ DJ, LANUTI M, GAISSERT HC, et al. Outcomes of patients with isolated adrenal metastasis from non-small cell lung carcinoma. Ann Thorac Surg, 2011, 92 (5): 1788-1793.

[7] XU Q, WANG Y, LIU H, et al. Treatment outcome for patients with primary NSCLC and synchronous solitary metastasis. Clin Transl Oncol, 2013, 15 (10): 802-809.

[8] PORTE H, SIAT J, GUIBERT B, et al. Resection of adrenal metastases from non-small cell lung cancer: A multicenter study. Ann Thorac Surg, 2001, 71 (3): 981-985.

[9] ASHWORTH AB, SENAN S, PALMA DA, et al. An individual patient data meta-analysis of outcomes and prognostic factors after treatment of oligometastatic non-small-cell lung cancer. Clin Lung Cancer, 2014, 15 (5): 346-355.

[10] ANDREWS DW, SCOTT CB, SPERDUTO PW, et al. Whole brain radiation therapy with or without stereotactic radiosurgery boost for patients with one to three brain metastases: Phase III results of the RTOG 9508 randomised trial. Lancet, 2004, 363 (9422): 1665-1672.

[11] KOCHER M, SOFFIETTI R, ABACIOGLU U, et al. Adjuvant whole-brain radiotherapy versus observation after radiosurgery or surgical resection of one to three cerebral metastases: Results of the EORTC 22952-26001 study. J Clin Oncol, 2011, 29 (2): 134-141.

[12] AOYAMA H, SHIRATO H, TAGO M, et al. Stereotactic radiosurgery plus whole-brain radiation therapy vs stereotactic radiosurgery alone for treatment of brain metastases: A randomized controlled trial. JAMA, 2006, 295 (21): 2483-2491.

[13] CHANG EL, WEFEL JS, HESS KR, et al. Neurocognition in patients with brain metastases treated with radiosurgery or radiosurgery plus whole-brain irradiation: A randomised controlled trial. Lancet Oncol, 2009, 10 (11): 1037-1044.

[14] AOYAMA H, TAGO M, SHIRATO H. Stereotactic radiosurgery with or without whole-brain radiotherapy for brain metastases: Secondary analysis of the JROSG 99-1 randomized clinical trial. JAMA Oncol, 2015, 1 (4): 457-464.

[15] SHAW E, SCOTT C, SOUHAMI L, et al. Single dose radiosurgical treatment of recurrent previously irradiated primary brain tumors and brain metastases: Final report of RTOG protocol 90-05. Int J Radiat Oncol Biol Phys, 2000, 47 (2): 291-298.

[16] COLLEN C, CHRISTIAN N, SCHALLIER D, et al. Phase II study of stereotactic body radiotherapy to primary tumor and metastatic locations in oligometastatic non-small-cell lung cancer patients. Ann Oncol, 2014, 25 (10): 1954-1959.

[17] DE RUYSSCHER D, WANDERS R, VAN BAARDWIJK A, et al. Radical treatment of non-small-cell lung cancer patients with synchronous oligometastases: Long-term results of a prospective phase II trial (Nct01282450). J Thorac Oncol, 2012, 7 (10): 1547-1555.

[18] IYENGAR P, KAVANAGH BD, WARDAK Z, et al. Phase II trial of stereotactic body radiation therapy combined with erlotinib for patients with limited but progressive metastatic non-small-cell lung cancer. J Clin Oncol, 2014, 32 (34): 3824-3830.

[19] HOLY R, PIROTH M, PINKAWA M, et al. Stereotactic body radiation therapy (SBRT) for treatment of adrenal gland metastases from non-small cell lung cancer. Strahlenther Onkol, 2011, 187 (4): 245-251.

5.8.2 孤立性骨转移的处理

分期	分层	Ⅰ级推荐	Ⅱ级推荐	Ⅲ级推荐
孤立性骨转移	PS=0~1、肺部病变为非N₂且可完全性切除	肺原发病变完全性手术切除 + 骨转移病变放疗 + 系统性全身化疗 + 双膦酸盐 / 地舒单抗治疗（2B类）[1-11]	肺原发病变放疗 + 骨转移病变放疗 + 系统性全身化疗 + 双膦酸盐 / 地舒单抗治疗（2B类）[8-13]	
	PS=0~1、肺部病变为N₂或T₄	肺原发病变序贯或同步放化疗 + 骨转移病变放疗 + 双膦酸盐 / 地舒单抗治疗 + 系统性全身化疗（2B类）[8-11, 13-14]		

【注释】

关于非小细胞肺癌孤立性骨转移的治疗，目前尚缺乏大样本的前瞻性随机对照临床研究数据。对于 PS 评分为 0~1 分、肺部病变为非 N₂ 且可完全性切除的患者，多项回顾性研究显示，肺原发病变手术治疗加骨转移病变放射治疗或手术，联合系统全身化疗和双膦酸盐治疗，患者可获益，中位生存可达 8~35 个月[1-6]。对于原发病变分期为 Ⅰ~Ⅱ 期的患者，手术的生存获益明显优于 Ⅲ 期患者[4]。对于承重骨骨转移患者，推荐转移灶手术加放疗，可显著降低神经功能损伤，提高 KPS 评分及患者生存质量[7]。

两项前瞻性随机对照Ⅲ期临床研究结果显示，与安慰剂对比，双膦酸盐能明显降低肺癌骨转移患者的骨相关不良事件发生率，可以和常规抗肿瘤治疗联合使用[8-9]。此外，一项比较地舒单抗和唑来膦酸在预防合并骨转移的晚期肿瘤的随机双盲Ⅲ期研究[10]结果显示，相比唑来膦酸，地舒单抗能够显著延缓首次出现骨相关事件的时间长达 6 个月（21.4 个月 vs. 15.4 个月；$HR=0.81$；95% CI 0.68~0.96；$P=0.017$），首次出现骨相关事件的风险降低 19%。一项研究对 NSCLC 骨转移患者的亚组分析结果[11]显示，与唑来膦酸相比，地舒单抗的中位 OS 具有显著优势（9.5 个月 vs. 8.0 个月），死亡风险降低 22%。2020 年 NMPA 已批准地舒单抗用于预防实体瘤骨转移及多发性骨髓瘤引起的骨相关事件，因此地舒单抗成为晚期肺癌骨转移治疗新选择。

对于原发病变能完全切除但由于某些原因无法手术或不愿手术的患者，可考虑原发病变放疗和骨转移病变放疗，联合系统性全身化疗 + 双膦酸盐治疗[12-13]，中位 OS 达到 13.5~23 个月。

对于 PS 评为 0~1 分、肺部病变为 N_2 或 T_4 的患者，回顾性研究结果显示原发病变行序贯或同步放化疗，骨转移病变放射治疗，联合系统性全身化疗 + 双膦酸盐治疗，患者可获益，中位生存期为 13.5~14 个月，1、2、3 年的总生存率分别为 58.1%、24.8%、15.8%[13-14]。

孤立骨转移 NSCLC 患者的系统性全身治疗方案见指南其他章节中的Ⅳ期患者系统性全身治疗。

参考文献

[1] ASHWORTH AB, SENAN S, PALMA DA, et al. An individual patient data metaanalysis of outcomes and prognostic factors after treatment of oligometastatic non-small-cell lung cancer. Clin Lung Cancer, 2014, 15 (5): 346-355.

[2] MORDANT P, ARAME A, DE DOMINICIS F, et al. Which metastasis management allows long-term survival of synchronous solitary M1b non-small cell lung cancer？. Eur J Cardiothorac Surg, 2012, 41 (3): 617-622.

[3] HANAGIRI T, TAKENAKA M, OKA S, et al. Results of a surgical resection for patients with stage Ⅳ non-small-cell lung cancer. Clin Lung Cancer, 2012, 13 (3): 220-224.

[4] XU Q, WANG Y, LIU H, et al. Treatment outcome for patients with primary NSCLC and synchronous solitary metastasis. Clin Transl Oncol, 2013, 15 (10): 802-809.

[5] DOWNEY RJ, NG KK, KRIS MG, et al. A phase Ⅱ trial of chemotherapy and surgery for non-small cell lung cancer patients with a synchronous solitary metastasis. Lung cancer, 2002, 38 (2): 193-197.

[6] DE PAS TM, DE BRAUD F, CATALANO G, et al. Oligometastatic non-small cell lung cancer: A multidisciplinary approach in the positron emission tomographic scan era. Ann Thorac Surg, 2007, 83 (1): 231-234.

[7] ZHANG C, WANG G, HAN X, et al Comparison of the therapeutic effects of surgery combined with postoperative radiotherapy and standalone radiotherapy in treating spinal metastases of lung cancer. Clin Neurol Neurosurg, 2016, 141: 38-42.

[8] ROSEN LS, GORDON D, TCHEKMEDYIAN NS, et al. Long-term efficacy and safety of zoledronic acid in the treatment of skeletal metastases in patients with non small cell lung carcinoma and other solid tumors: A randomized, Phase Ⅲ, double-blind, placebo-controlled trial. Cancer, 2004, 100 (12): 2613-2621.

[9] ROSEN LS, GORDON D, TCHEKMEDYIAN S, et al. Zoledronic acid versus placebo in the treat-ment of skeletal metastases in patients with lung cancer and other solid tumors: A phase Ⅲ, double-blind, randomized trial: The Zoledronic Acid Lung Cancer and Other Solid Tumors Study Group. J Clin Oncol, 2003, 21 (16): 3150-3157.

[10] HENRY D, VADHAN-RAJ S, HIRSH V, et al. Delaying skeletal-related events in a randomized phase 3 study of denosumab versus zoledronic acid in patients with advanced cancer: An analysis of data from patients with solid tumors. Support Care Cancer, 2014, 22 (3): 679-687.

[11] SCAGLIOTTI GV, HIRSH V, SIENA S, et al. Overall survival improvement in patients with lung cancer and bone metastases treated with denosumab versus zoledronic acid: Subgroup analysis from a randomized phase 3 study. J Thorac Oncol, 2012, 7 (12): 1823-1829.

[12] COLLEN C, CHRISTIAN N, SCHALLIER D, et al. Phase Ⅱ study of stereotactic body radiotherapy to primary tumor and metastatic locations in oligometastatic non-small-cell lung cancer patients. Ann Oncol, 2014, 25 (10): 1954-1959.

[13] DE RUYSSCHER D, WANDERS R, VAN BAARDWIJK A, et al. Radical treatment of non-small-cell lung cancer patients with synchronous oligometastases: Long-term results of a prospective phase Ⅱ trial (Nct01282450). J Thorac Oncol, 2012, 7 (10): 1547-1555.

[14] GRIFFIOEN GH, TOGURI D, DAHELE M, et al. Radical treatment of synchronous oligometastatic non-small cell lung carcinoma (NSCLC): Patient outcomes and prognostic factors. Lung Cancer, 2013, 82 (1): 95-102.

6　随访

			I 级推荐	II 级推荐	III 级推荐
颁			I ~ II 期和可手术切除 III A 期 NSCLC R0 切除术后或 SBRT 治疗后		
无临床症状或症状稳定患者	前 2 年（每 6 个月随访一次）	病史 体格检查 胸部平扫 CT，腹部 CT 或超声 （每 6 个月一次） 吸烟情况评估（鼓励患者戒烟）（2B 类）		可考虑选择胸部增强 CT	
	3~5 年 （每年随访一次）	病史 体格检查 胸部平扫 CT，腹部 CT 或超声 （每年一次） 吸烟情况评估（鼓励患者戒烟）（2B 类）			
	5 年以上 （每年随访一次）	病史 体格检查 鼓励患者继续胸部平扫 CT，腹部 CT 或超声 （每年一次） 吸烟情况评估（鼓励患者戒烟）（2B 类）			

随访（续）

		I 级推荐	II 级推荐	III 级推荐
IV 期 NSCLC 全身治疗结束后				
无临床症状或症状稳定患者	每 6~8 周随访一次	病史 体格检查 影像学复查建议每 6~8 周一次，常规胸腹部（包括肾上腺）增强 CT；合并有脑、骨等转移者，可定期复查脑 MRI 和 / 或骨扫描或症状提示性检查（2B 类）	临床试验者随访密度和复查手段遵循临床试验研究方案	
症状恶化或新发症状者	即时随访			

注：I ~ IIIA 期 NSCLC 局部治疗后随访，常规不进行头颅 CT 或 MRI、骨扫描或全身 PET/CT 检查，仅当患者出现相应部位症状时才进行；IIIB~ IV 期 NSCLC 不建议患者采用 PET/CT 检查作为常规复查手段。

【注释】

接受完全性切除术后的早期肺癌患者，术后随访的目的在于更早发现肿瘤复发或第二原发肺癌，并及时干预处理，以期提高患者的总生存期，改善生活质量。目前国际肺癌相关指南如 NCCN 指南（Version 2.2019）[1]、ESMO 早期 NSCLC 管理共识（第 2 版）[2] 和 ACCP 指南（第 3 版）[3] 均推荐根治性术后 NSCLC 患者接受随访监测。推荐的随访模式：术后头 2 年，每 6 个月随访一次，除常规病史、体格检查外，应进行胸部 CT 复查；术后 3~5 年，每 12 个月随访一次，进行低剂量胸部 CT 平扫；手术 5 年后，鼓励患者坚持每年随访一次，继续胸部 CT 平扫；随访的总年限，目前尚无定论。

对于完全性切除术后的 Ⅰ~Ⅱ 期 NSCLC，20%~40% 的患者会发生局部或远处复发[4-5]。术后前 4 年患者的复发风险较高，每年每人的复发风险为 6%~7%，此后每年患者的复发风险会降低至 2% 左右[5]。通过回顾性分析 1 506 例完全性切除的 NSCLC 患者，并进一步细分患者的复发模式，发现远处复发的第一个高峰集中在术后 9 个月，此外，术后 2 年和 4 年亦分别呈现小高峰；局部复发的高峰在术后 1 年和术后 2 年[6]。与此不同，患者再发第二原发肺癌的风险相对稳定，每人每年的再发风险为 1%~3%[6-7]。

目前，临床常用的影像学复查手段主要是胸部 X 线和 CT。回顾性研究提示，CT 对比胸部 X 线检查，能更早期发现复发灶，虽然不能提高患者的总生存期[8]。现今，各大指南均推荐术后患者进行胸部 CT 复查，但截至目前，并没有前瞻性随机对照研究证实术后规律 CT 随访可以提高患者的总生存期。一些回顾性研究的结果也有出入。2015 年欧洲呼吸学年会上，来自丹麦肺癌记录系统的一个回顾性分析提示，引入 CT 随访相比未引入 CT 随访，可以提高术后 4 年的生存率，复发性肺癌的

随访

可治愈率增加 3 倍；而对 SEER 数据库（1995 年—2010 年）术后患者的回顾性分析显示，CT 复查并不能降低患者的死亡风险（*HR*=1.04；95% *CI* 0.96~1.14）[9]。因此，亟须前瞻性的研究来进一步证实术后 CT 复查的价值。值得期待的是，目前法国正在进行一项前瞻性临床研究（IFCT-0302），入组完全性切除术后的 I ~ III 期 NSCLC，对比两种不同随访手段（胸部 X 线检查 vs. 胸部 CT 和纤维支气管镜）对患者总生存期的影响[10]。此外，亦有一些研究探讨了 PET/CT 用于术后随访的价值。Toba 等[11] 在 2005 年—2010 年对 101 位根治术后 NSCLC 患者采用 PET/CT 进行随访。研究表明，PET/CT 在无症状的复发病灶诊断上具有较高的敏感度和特异性，但是该研究没有设置对照组。Takenaka 等[12] 对传统影像学检查（包括全身 CT 平扫，颅脑 MRI 等）与 PET/CT 进行了对比，结果显示两者在灵敏度（0.73 vs. 0.82）及准确性（0.89 vs. 0.88）上差异均无统计学意义。目前尚无证据表明 PET/CT 在术后随访上优于胸部 CT，因此临床常规不推荐术后无症状患者采用 PET/CT 复查。

鉴于目前尚无证据支持肿瘤标志物监测对于预测复发的意义，因此临床实践中，不推荐常规检测[3]。近年来，一些研究开始探讨术后循环肿瘤细胞（CTC）和循环肿瘤 DNA（ctDNA）检测在预测复发的价值，但仍仅限于临床研究阶段。

对于局部晚期肺癌，在完成放化疗为主的多学科综合治疗后最佳随访策略的选择，目前尚无前瞻性临床试验可以提供依据。NCCN 指南（Version 2.2019）推荐在治疗结束后前 3 年应每 3~6 个月进行一次胸腹部 CT 复查（包括肾上腺），之后 2 年每 6 个月一次，5 年之后复查密度可改为每年一次[1]。PET/CT 检查虽然在 III 期患者最初的诊断分期中扮演着重要角色，但在患者复查过程中不常规推荐[13]，仅当 CT 检查发现异常时，可考虑行 PET/CT 来鉴别诊断，但最终仍需以细胞学或组织学检查作为判断复发的金标准。既往研究报道，完全性切除术后并接受辅助化疗和放疗的 IIIA 期患者，脑转移是最常见的进展模式[14]。王思愚等通过回顾性分析单中心 223 例手术切除后的局部晚期 NSCLC 患者，纳入淋巴结转移数量、肿瘤组织学类型、TNM 分期、辅助化疗等因素建立了预测发生脑转移风险的数学模型，并基于此模型来筛选脑转移高风险患者[15]。对于部分脑转移风险高的患者，是否应该在随访过程中进行头颅 MRI 检查，以便早期发现单个脑转移灶，从而给予高剂量照射，目前亦无证据支持其可以带来患者生存的获益，暂不推荐。

对于 I～ⅢA 期 NSCLC 患者，确诊肺癌后继续吸烟，会显著增加患者的死亡和复发风险，还能增加第二原发肺癌的风险[16]，因此，在随访过程中，应对患者吸烟状况进行评估，鼓励患者戒烟。对于晚期肺癌患者，近年来，随着维持治疗和靶向治疗的应用，患者在治疗过程中，如化疗 2～3 个周期或靶向治疗 2～3 个月，会定期进行影像学复查，以评估药物疗效。而对一线 4～6 个周期化疗结束后不接受维持治疗的患者，ESMO 晚期 NSCLC 临床实践指南推荐在一线化疗结束后 6 周随访一次，影像学复查每 6～12 周一次[17]，目前对这部分患者随访模式的确立仍然缺乏高级别证据。考虑到晚期肺癌侵袭性强、易复发，规律的随访可以早期发现肿瘤进展，在患者 PS 较好的状况下接受二线治疗，本指南根据 2019 年原发性肺癌编写专家集体投票，建议 6～8 周进行随访以及影像学复查。

参考文献

［1］ABERLE DR, BERG CD, BLACK WC, et al. The national lung screening trial: Overview and study design. Radiology, 2011, 258 (1): 243-253.

［2］VANSTEENKISTE J, CRINO L, DOOMS C, et al. 2nd ESMO Consensus Conference on lung cancer: Early-stage

随访

non-small cell lung cancer consensus on diagnosis, treatment and follow-up. Ann Oncol, 2014, 25 (8): 1462-1474.

[3] COLT HG, MURGU SD, KORST RJ, et al. Follow-up and surveillance of the patient with lung cancer after curative-intent therapy: Diagnosis and management of lung cancer, 3rd ed: American College of Chest Physicians evidence-based clinical practice guidelines. Chest, 2013, 143 (5 Suppl): e437S-e454S.

[4] WINTON T, LIVINGSTON R, JOHNSON D, et al. Vinorelbine plus cisplatin vs. observation in resected non-small cell lung cancer. N Engl J Med, 2005, 352 (25): 2589-2597.

[5] LOU F, HUANG J, SIMA CS, DYCOCO J, et al. Patterns of recurrence and second primary lung cancer in early-stage lung cancer survivors followed with routine computed tomography surveillance. J Thorac Cardiovasc Surg, 2013, 145 (1): 75-81.

[6] DEMICHELI R, FORNILI M, AMBROGI F, et al. Recurrence dynamics for non-small cell lung cancer: Effect of surgery on the development of metastases. J Thorac Oncol, 2012, 7 (4): 723-730.

[7] JOHNSON BE. Second lung cancers in patients after treatment for an initial lung cancer. J Natl Cancer Inst, 1998, 90 (18): 1335-1345.

[8] CRABTREE TD, PURI V, CHEN SB, et al. Does the method of radiologic surveillance affect survival after resection of stage I non-small cell lung cancer？. J Thorac Cardiovasc Surg, 2015, 149 (1): 45-53.

[9] BACKHUS LM, FARJAH F, LIANG CK, et al. Imaging surveillance and survival for surgically resected non-small-cell lung cancer. J Surg Res, 2016, 200 (1): 171-176.

[10] WESTEEL V, LEBITASY MP, MERCIER M, et al. IFCT-0302 trial: Randomised study comparing two follow-up schedules in completely resected non-small cell lung cancer. Rev Mal Respir, 2007, 24 (5): 645-652.

[11] TOBA H, SAKIYAMA S, OTSUKA H, et al. 18F-fluorodeoxyglucose positron emission tomography/computed tomography is useful in postoperative follow-up of asymptomatic non-small-cell lung cancer patients. Interact Cardiovasc Thorac Surg, 2012, 15 (5): 859-864.

随访

[12] TAKENAKA D, OHNO Y, KOYAMA H, et al. Integrated FDG-PET/CT vs. standard radiological examinations: comparison of capability for assessment of postoperative recurrence in non-small cell lung cancer patients. Eur J Radiol, 2010, 74 (3): 458-464.

[13] CUARON J, DUNPHY M, RIMNER A. Role of FDG-PET scans in staging, response assessment, and follow-up care for non-small cell lung cancer. Front Oncol, 2012, 2: 208.

[14] MAMON HJ, YEAP BY, JANNE PA, et al. High risk of brain metastases in surgically staged III A non-small-cell lung cancer patients treated with surgery, chemotherapy, and radiation. J Clin Oncol, 2005, 23 (7): 1530-1537.

[15] WANG SY, YE X, OU W, et al. Risk of cerebral metastases for postoperative locally advanced non-small-cell lung cancer. Lung Cancer, 2009, 64 (2): 238-243.

[16] PARSONS A, DALEY A, BEGH R, et al. Influence of smoking cessation after diagnosis of early stage lung cancer on prognosis: Systematic review of observational studies with meta-analysis. BMJ, 2010, 340: b5569.

[17] PLANCHARD D, POPAT S, KERR K, et al. Metastatic non-small cell lung cancer: ESMO Clinical Practice Guidelines for diagnosis, treatment and follow-up. Ann Oncol, 2018, 29 (Supple-ment_4): iv192-iv237.

随
访

7 附录

附录 1　第 8 版肺癌分期（2017 年 1 月 1 日起执行）

原发肿瘤（T）分期		区域淋巴结（N）分期		远处转移（M）分期	
T_x	原发肿瘤大小无法测量；或痰脱落细胞、支气管冲洗液中找到癌细胞，但影像学检查和支气管镜检查未发现原发肿瘤	N_x	淋巴结转移情况无法判断	M_x	无法评价有无远处转移
T_0	没有原发肿瘤的证据	N_0	无区域淋巴结转移	M_0	无远处转移
T_{is}	原位癌				
T_{1a}	原发肿瘤最大径 ≤1cm，局限于肺和脏层胸膜内，未累及主支气管；或局限于管壁的肿瘤，不论大小	N_1	同侧支气管或肺门淋巴结转移	M_{1a}	单发转移灶原发肿瘤对侧肺叶出现卫星结节；胸膜播散（恶性胸腔积液、心包积液或胸膜结节）

原发肿瘤（T）分期		区域淋巴结（N）分期		远处转移（M）分期	
T_{1b}	原发肿瘤最大径>1cm，≤2cm，其他同 T_{1a}			M_{1b}	有远处转移（肺/胸膜外）
T_{1c}	原发肿瘤最大径>2cm，≤3cm			M_{1c}	多发转移灶，其余同 M_{1b}
T_{2a}	原发肿瘤最大径>3cm，≤4cm；或具有以下任一种情况：累及主支气管但未及隆突；累及脏层胸膜；伴有部分或全肺的阻塞性肺炎或肺不张	N_2	同侧纵隔和/或隆突下淋巴结转移		
T_{2b}	肿瘤最大径>4cm，≤5cm；其他同 T_{2a}				
T_3	肿瘤最大径>5cm，≤7cm，或具有以下任一种情况：累及胸壁（包括壁层胸膜和肺上沟瘤）、膈神经、心包壁；原发肿瘤同一肺叶出现卫星结节	N_3	对侧纵隔和/或对侧肺门和/或同侧或对侧前斜角肌或锁骨上区淋巴结转移		

第 8 版肺癌分期（2017 年 1 月 1 日起执行）（续）

原发肿瘤（T）分期		区域淋巴结（N）分期	远处转移（M）分期
T_4	肿瘤最大径>7cm，或侵犯下列结构之一：横膈膜、纵隔、心脏、大血管、气管、喉返神经、食管、隆突或椎体；原发肿瘤同侧不同肺叶出现卫星结节		

	N_0	N_1	N_2	N_3
T_{1a}	ⅠA1	ⅡB	ⅢA	ⅢB
T_{1b}	ⅠA2	ⅡB	ⅢA	ⅢB
T_{1c}	ⅠA3	ⅡB	ⅢA	ⅢB
T_{2a}	ⅠB	ⅡB	ⅢA	ⅢB
T_{2b}	ⅡA	ⅡB	ⅢA	ⅢB
T_3	ⅡB	ⅢA	ⅢB	ⅢC
T_4	ⅢA	ⅢA	ⅢB	ⅢC
M_{1a}	ⅣA	ⅣA	ⅣA	ⅣA
M_{1b}	ⅣA	ⅣA	ⅣA	ⅣA
M_{1c}	ⅣB	ⅣB	ⅣB	ⅣB

附录 2　2021 版 WHO 病理分类

组织学分型和亚型	ICDO 代码	组织学分型和亚型	ICDO 代码
上皮源性肿瘤		腺瘤	
腺癌		硬化性肺泡细胞瘤	8832/0
浸润性非黏液腺癌		肺泡性腺瘤	8251/0
贴壁型腺癌	8250/3	乳头状腺瘤	8260/0
腺泡型腺癌	8551/3	细支气管腺瘤 / 纤毛黏液结节性乳头状瘤	8140/0
乳头型腺癌	8260/3	黏液性腺囊瘤	8470/0
微乳头型腺	8265/3	黏液腺腺瘤	8480/0
实体型腺癌	8230/3	**肺神经内分泌肿瘤**	
浸润性黏液腺癌	8253/3	前驱病变	
黏液 / 非黏液混合性腺癌	8254/3	弥漫性特发性肺神经内分泌细胞增生	8040/0
胶样腺癌	8480/3	神经内分泌瘤	
胎儿型腺癌	8333/3	类癌，非特指型 / 神经内分泌瘤，非特指型	8240/3

2021 版 WHO 病理分类（续）

组织学分型和亚型	ICDO 代码	组织学分型和亚型	ICDO 代码
肠型腺癌	8144/3	典型类癌 / 神经内分泌瘤，G_1	8240/3
腺癌，非特指型	8140/3	不典型类癌 / 神经内分泌瘤，G_2	8249/3
微浸润性腺癌		神经内分泌癌	
非黏液型	8256/3	小细胞肺癌	8041/3
黏液型	8257/3	复合性小细胞癌	8045/3
腺体前驱病变		大细胞神经内分泌癌	8013/3
不典型腺瘤样增生	8250/0	混合型大细胞神经内分泌癌	8013/3
原位腺癌		**肺间叶源性肿瘤**	
非黏液型	8250/2	肺错构瘤	8992/0
黏液型	8253/2	软骨瘤	9220/0
鳞癌		弥漫性肺淋巴管瘤病	9170/3
鳞状细胞癌，非特指型	8070/3	胸膜肺母细胞瘤	8973/3

2021 版 WHO 病理分类（续）

组织学分型和亚型	ICDO 代码	组织学分型和亚型	ICDO 代码
角化型鳞状细胞癌	8071/3	内膜肉瘤	9137/3
非角化型鳞状细胞癌	8072/3	先天性支气管周围肌纤维母细胞瘤	8827/1
基底样鳞状细胞癌	8083/3	EWSR1-CREB1 融合的肺黏液肉瘤	8842/3
淋巴上皮瘤样癌	8082/3	血管周上皮样细胞肿瘤	
鳞状细胞前驱病变		淋巴管肌瘤病	9174/3
鳞状细胞原位癌	8070/2	血管周上皮样细胞肿瘤，良性	8714/0
鳞状上皮轻度异型增生	8077/0	血管周上皮样细胞肿瘤，恶性	8714/3
鳞状上皮中度异型增生	8077/2	**淋巴瘤**	
鳞状上皮重度异型增生	8077/2	MALT 淋巴瘤	9699/3
大细胞癌	8012/3	弥漫性大 B 细胞淋巴瘤，非特指型	9680/3
腺鳞癌	8560/3	淋巴瘤样肉芽肿病，非特指型	9766/1
肉瘤样癌		淋巴瘤样肉芽肿病，1 级	9766/1

2021 版 WHO 病理分类（续）

组织学分型和亚型	ICDO 代码	组织学分型和亚型	ICDO 代码
多形性癌	8022/3	淋巴瘤样肉芽肿病，2 级	9766/1
巨细胞癌	8031/3	淋巴瘤样肉芽肿病，3 级	9766/3
梭形细胞癌	8032/3	血管内大 B 细胞淋巴瘤	9712/3
肺母细胞瘤	8972/3	肺朗格汉斯细胞组织细胞增生症	9751/1
癌肉瘤	8980/3	Erdheim-Chester 病	9749/3
其他上皮性肿瘤		**异位起源肿瘤**	
NUT 癌	8023/3	黑色素瘤	8270/3
胸部 SMARCA4 缺陷型未分化肿瘤	8044/3	脑膜瘤	9530/0
唾液腺型肿瘤			
多形性腺瘤	8940/0		

2021 版 WHO 病理分类（续）

组织学分型和亚型	ICDO 代码	组织学分型和亚型	ICDO 代码
腺样囊性癌	8200/3		
上皮—肌上皮癌	8562/3		
黏液表皮样癌	8430/3		
透明细胞癌	8310/3		
肌上皮瘤	8982/0		
肌上皮癌	8982/3		
乳头状瘤			
鳞状细胞乳头状瘤，非特指型	8052/0		
鳞状细胞乳头状瘤，内翻型	8053/0		
腺上皮乳头状瘤	8260/0		
混合性鳞状细胞及腺性乳头状瘤	8560/0		